DE

L'ARTHRITISME

AUX

EAUX THERMALES

DE BOURBON-LANCY

PAR

Le Docteur H. De BOSIA

ANCIEN INTERNE DES HÔPITAUX DE PARIS, MÉDECIN CONSULTANT
A BOURBON-LANCY,
CHEVALIER DE LA LÉGION D'HONNEUR

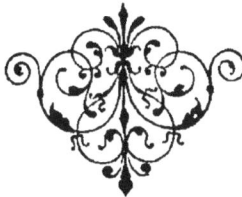

MACON

PROTAT FRÈRES, IMPRIMEURS

—

1894

L'ARTHRITISME

A

BOURBON-LANCY

MACON, PROTAT FRÈRES, IMPRIMEURS

DE

L'ARTHRITISME

AUX

EAUX THERMALES

DE BOURBON-LANCY

PAR

Le Docteur H. De BOSIA

ANCIEN INTERNE DES HÔPITAUX DE PARIS, MÉDECIN CONSULTANT
A BOURBON-LANCY,
CHEVALIER DE LA LÉGION D'HONNEUR

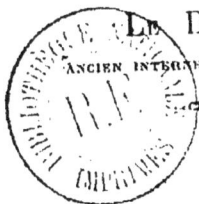

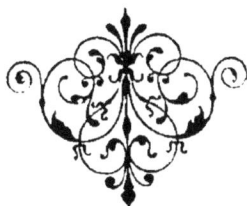

MACON

PROTAT FRÈRES, IMPRIMEURS

—

1894

PRÉAMBULE

Bourbon-Lancy possède des sources thermales très anciennes puisqu'elles remontent à l'époque romaine ; les baignoires en marbre qui servent aujourd'hui, comme les aqueducs, ont été établis par ce grand peuple, qui savait utiliser tout ce qui lui était échu par droit de conquête.

L'antiquité de cette station fait que ses archives sont très riches, et il serait bien facile d'écrire l'histoire médicale de ses eaux par un simple travail de compilation ; tel n'est pas notre but.

Lorsqu'on a derrière soi toute une vie consacrée à l'étude de la médecine et à la pratique de cet art si difficile, on devient très prudent, presque timoré en présence de la responsabilité qui incombe au médecin qui veut faire connaître les propriétés d'une eau minérale et ses vertus curatives.

De nos jours, on a souvent manqué à cette loi élémentaire de la prudence dans les conseils donnés au corps médical et aux malades : par enthousiasme pour une station, ou par conviction scienti-

tique, on en arrive à élargir, tous les jours, le
cadre des indications thérapeutiques; et la conséquence directe de cette manière de faire est la
suivante : chaque station minérale guérit toutes les
maladies : en multipliant à l'infini le nombre des
indications, l'esprit du médecin est envahi par le
doute et, comme le disait le Dr Labat, on ne sait
plus, une maladie étant donnée, s'il faut envoyer le
malade dans les Pyrénées ou dans les Vosges : cette
lacune regrettable n'existerait pas si les écrivains
qui s'occupent des stations minérales que nous
avons en France se préoccupaient un peu plus des
malades, au point de vue des résultats pratiques
qu'on peut obtenir, et un peu moins de la composition chimique des eaux.

Une eau minérale représente une médication très
complexe, dont l'action sur le malade est très difficile à bien déterminer : aussi nous comprenons
mal ces chants de triomphe, lorsque de l'iode ou de
la lithine, du brome ou de l'arsenic sont décelés
par l'analyse chimique. Il faut, sans aucun doute,
tenir compte de la composition chimique d'une eau
minérale, mais combien plaçons-nous au dessus les
résultats pratiques consciencieusement étudiés et
relatés en toute sincérité.

Faisons, pour nous-mêmes, l'application de ces
sages préceptes ; nous avons lu et médité tout ce
qui a été dit et écrit sur les stations minérales de

France, et nous sommes arrivés à cette conclusion :
c'est que toutes ou presque toutes les stations
minérales ont la prétention de guérir le rhumatisme
ou la goutte.

Admettant ce principe, que la thermalité des
eaux a la plus grande part dans la cure du rhumatisme et de la goutte, toutes les stations qui possèdent une source d'eau chaude réclament pour
elles le droit exclusif de soigner les différentes
manifestations de l'arthritisme.

Après avoir étudié les observations qui ont été
publiées par les médecins qui ont connu les thermes
de Bourbon-Lancy ; après avoir consacré huit années
d'études théoriques et pratiques à cette station,
appuyé sur la tradition qui va du xvie siècle jusqu'à
nos jours, nous serons beaucoup plus exclusifs et
plus près de la vérité en disant qu'il n'y a que deux
stations en Europe où l'on puisse, sans faire courir
aucun danger aux malades, soigner et souvent guérir les maladies rhumatismales et goutteuses ; ces
stations sont Wiesbaden et Bourbon-Lancy, que
le Dr Rotureau appelle avec raison le Wiesbaden
français.

Si la station thermale de Bourbon-Lancy a trouvé
dans notre modeste personne un défenseur aussi
ardent à vanter les bienfaits de ses eaux, c'est que
nous professons, à son endroit, une reconnaissance
sans bornes pour les services qu'elles nous a rendus ;

et, s'il nous était permis de joindre nos humbles remerciements à ceux d'un médecin célèbre, le docteur Hequet, médecin du roi, professeur de la Faculté de médecine à Paris (1723), qui vint chercher à Bourbon-Lancy un remède efficace contre les plus cuisantes douleurs d'un rhumatisme dont il était atteint, nous dirions avec lui : « Leur succès porte à croire que c'est une médecine créée par une souveraine main, marquée au sceau de la divinité. »

De l'étude attentive de tous les livres qui ont été écrits, depuis trois siècles, sur les vertus des eaux de Bourbon-Lancy, il ressort une seule indication, toujours la même, dans tous les auteurs anciens et modernes : la cure des affections rhumatismales et goutteuses, quels qu'en soient la forme et le siège, par l'action bienfaisante de ces eaux thermales.

Dans les nombreux ouvrages que nous avons compulsés, on trouve l'énumération d'un grand nombre de maladies ; toutes font partie de la diathèse arthritique, depuis la migraine et les éruptions de la peau les plus légères jusques et y compris les lésions du cœur et des artères, qui entraînent si souvent des localisations paralytiques.

Déjà, en 1604, Aubry, médecin du duc de Montpensier, vante l'emploi de ces eaux dans les rhumatismes, les affections goutteuses, dans les paralysies et dans la lienterie.

En 1646, Delorme, médecin d'Henri IV et de Louis XIII, vantait les mérites et facultés des eaux de Bourbon contre ces mêmes maladies.

L'Académie des sciences, en 1671, sur un rapport écrit par Lerat et Puylon, Paris 1677, reconnaît que les eaux de Bourbon sont meilleures et plus utiles pour la santé qu'aucune des autres eaux de France.

Plus près de nous, Alibert, médecin du roi, 1826, écrit : « Il est des eaux minérales dont l'oubli ne peut se concevoir; il ne manque rien à celles de Bourbon-Lancy, et elles peuvent rivaliser avec les plus réputées de l'Europe. »

Les médecins de nos jours, les Drs Rotureau, Desnos, médecin de la Pitié, Paul Lucas, Championnière, et tous les médecins qui connaissent cette station et les heureux résultats qu'on y observe, tiennent un langage analogue.

Forte de ces écrits si élogieux et si vrais, la station de Bourbon-Lancy devrait être une des plus réputées de l'Europe, comme l'écrivait le Dr Alibert; il n'en est rien cependant, ces eaux thermales n'ont eu une grande célébrité que pendant le xviiᵉ et le xviiiᵉ siècle, comme nous le verrons dans le cours de ce travail.

A cette époque florissante, la Cour et la Ville se donnaient rendez-vous à Bourbon ; plusieurs rois de France, une reine d'Angleterre, et toutes les grandes familles allaient demander à cette station un soulagement à leurs maux. Aujourd'hui, c'est à peine si mille malades viennent tous les ans pour se soigner.

Il y a deux raisons principales qui rendent compte d'une pareille situation.

La première est un peu, il faut bien le dire, le fait des médecins, qui, pendant plus de 40 ans, n'ont rien publié sur le compte de Bourbon-Lancy; de sorte que la plus grande partie de la génération médicale actuelle n'a jamais entendu parler de cette station, elle ne peut rien savoir, puisqu'on n'a rien écrit pour la faire connaître.

La seconde raison, qui concerne le corps médical comme le public, est aussi importante que la première.

La Société fermière, composée de riches propriétaires des environs, en achetant à la succession du marquis d'Aligre les eaux thermales de Bourbon, a fait preuve d'un excès d'honnêteté en croyant que l'excellence de leurs eaux suffirait à les faire connaître : Bon vin n'a pas besoin d'enseigne, disaient-ils, et la station voyait le nombre de ses malades diminuer tous les ans.

Confiante dans notre faible savoir, la Société a bien voulu nous laisser le contrôle scientifique de la station ; ceux de nos collègues des hôpitaux de

Paris, qui nous connaissent, savent qu'aucune réclame mensongère ne sera faite par nous.

Les indications ne seront formulées qu'après avoir été sanctionnées par l'observation la plus scrupuleuse, et nous osons croire qu'ils penseront avec nous qu'une vie de pratique médicale déjà longue sera pour eux et leurs malades un sûr garant pour l'avenir. Absolument libre de toute attache administrative, ils voudront bien, dans l'intérêt de l'humanité, nous aider à relever une station qui a joui d'une si grande célébrité et dont les eaux, par leur action vraiment spéciale, sont si utiles pour la cure des affections rhumatismales et goutteuses.

Le Dr Rérolle, qui a publié, en 1849, un des travaux les plus étendus et les plus consciencieux sur Bourbon-Lancy, arrive à une conclusion qui est presque une hérésie scientifique : après avoir parlé du mode d'action des eaux de Bourbon dans le rhumatisme gastrique, il ajoute : « Dans les rhumatismes et les névroses, nos eaux ont une action spécifique aussi certaine que le quina contre les fièvres intermittentes. »

Nous n'acceptons pas la spécificité des eaux de Bourbon contre le rhumatisme, mais nous déclarons en toute sincérité que les résultats qu'on y obtient sont parfois assez surprenants pour faire croire à une action vraiment spécifique, et cela sans faire courir aucun danger aux malades, ainsi qu'il sera facile de s'en convaincre par l'étude des propriétés physiologiques de ses eaux.

———

DE L'ARTHRITISME

AUX EAUX THERMALES

DE

BOURBON-LANCY

BOURBON-LANCY ET SES ENVIRONS

Bourbon-Lancy est un chef-lieu de canton du département de Saône-et-Loire, desservi par une ligne ferrée s'embranchant sur le chemin de Moulins à Mâcon ; ce canton, le plus vaste de l'arrondissement de Charolles, possède 10 communes, avec une superficie de 28.382 hectares.

La petite ville de Bourbon-Lancy compte 4.000 habitants, elle est très industrielle ; plusieurs fabriques d'instruments agricoles occupent un grand nombre d'ouvriers.

Bourbon est situé sur l'extrémité sud-ouest de la montagne de Mont, et son territoire s'étend sur les premières assises granitiques du Morvan.

Son altitude varie de 250 à 472 mètres, suivant les points où l'on veut la prendre ; à Saint-Léger, qui est un faubourg de Bourbon-Lancy, et où se trouvent les sources thermales, l'altitude est de 243 mètres et pourtant, comme l'écrivait Mme de Sévigné, on est dans un trou, et on ne voit de ciel que ce qu'on a sur la tête.

Cette situation peut avoir quelques inconvénients au point de vue de la beauté du site : elle a pour les baigneurs des avantages incontestables : c'est de les abriter des vents du nord-est, si préjudiciables aux rhumatisants.

Nous avons le regret d'avouer que Bourbon offre peu de ressources intellectuelles et scientifiques : le musée, que possède l'Hôtel de Ville, n'est qu'à l'état naissant : on n'y trouve que quelques fragments de corniches antiques, un ancien moulin à bras, des débris de statues, des médailles gallo-romaines, des minéraux et des silex préhistoriques.

Que sont devenues ces admirables mosaïques en marbre de couleur, représentant des guerriers en tenue de combat, ces colonnes de porphyre et ces statues de plusieurs de nos rois de France ?

L'histoire de Bourbon veut bien nous les décrire ; et elle nous apprend que le cardinal de Richelieu en fit prendre les plus belles lors de la visite qu'il fit à cette station, en 1640, sous prétexte de faire examiner les eaux par Cythais, son médecin, et Montreuil, médecin de M. le Prince.

Les personnages célèbres qu'a produits le pays

sont rares ; les seuls écrivains avant la Révolution
sont deux médecins, Philippe Monteau et Jean-
Marie Pinet, et dans un genre plus léger, Félicité
Ducrest, comtesse de Genlis, beaucoup moins
connue par ses pastorales et ses vers que par son
titre de gouvernante du prince d'Orléans, en 1782.

Ce n'est qu'après avoir rempli sa mission de
gouvernante, que Mme de Genlis vint s'établir ou
plutôt camper aux environs de Bourbon ; elle logeait,
dit la chronique, dans une cabane bâtie en feuillage,
au pied d'un grand arbre : des feuilles et de la
mousse composaient son lit, les jours se passaient
à la lecture de ses livres et aux soins qu'elle donnait
à un mouton blanc attaché à une porte de la cabane
par une faveur rose : bucolique dans ses écrits,
Mme de Genlis avait voulu donner ce caractère
champêtre à la fin de son existence.

Au commencement du xviie siècle, il existait deux
hospices à l'extrémité du parc qui touche à l'établissement thermal, l'hospice des Pèlerins, réuni
en 1697, par les soins de M. de Pindré, à l'hospice
des eaux : ces deux constructions ont disparu et,
aujourd'hui, l'on admire, à cette place, un très bel
hospice, bâti par Aunet, architecte de Paris, et
terminé par M. Desjardins, de Lyon, avec une
chapelle gothique d'un style très pur. Ces constructions datent de 1852 et ont pu être menées à
bonne fin, grâce à la munificence du marquis

d'Aligre, qui fit don d'une somme de quatre millions à l'hospice des eaux.

Cette dotation royale, qui a rendu et rend tous les jours de si grands services aux pauvres des départements voisins, a été faite, par le marquis d'Aligre, dans un mouvement de mauvaise humeur.

En 1844, le maire de Bourbon fit un voyage à Paris pour le remercier d'un don de 4.800 francs qu'il venait de faire à l'hospice ; très touché de cet acte de reconnaissance, le marquis d'Aligre entre dans son cabinet pour exprimer son contentement à M. Picard, son dévoué secrétaire, juste au moment où ce dernier venait de recevoir une lettre du directeur de l'hospice de Chartres qui se plaignait amèrement d'un don de 50.000 francs que venait de faire son maître, alléguant que la donation était plus onéreuse que profitable. La différence des procédés était grande. Aussi M. d'Aligre biffa d'un trait de plume, sur son testament, la totalité de la donation faite à l'hospice de Chartres et en fit bénéficier celui de Bourbon-Lancy.

L'hospice d'Aligre est desservi par des sœurs de Nevers et reçoit, pendant la saison thermale, 500 indigents qui sont soignés gratuitement. Dans la chapelle de l'hospice se trouve une chaire en bois sculpté, présent de Louis XIV à Mme Elisabeth d'Aligre, abbesse de Saint-Cyr : cette chaire, dans laquelle Bossuet a prêché, porte gravé sur son vieux bois : Donnée par le roi Louis XIV, en 1687, à Mme d'Aligre, abbesse de Saint-Cyr.

Au premier étage des larges portiques, se trouve la statue, en argent massif, grandeur naturelle, de Mme d'Aligre ; cette statue, avec bas-relief, est signée : Odiot, orfèvre du roi, 1748.

On ne peut que regretter, en présence de la matière première, si riche, que celui qui a fait la maquette n'ait pas cru devoir s'inspirer de la statuaire antique pour reproduire avec un peu plus d'art les traits d'une aussi généreuse bienfaitrice.

La ville de Bourbon est bâtie sur une colline en pain de sucre, et ses maisons couchées sur ses flancs ont été comparées à une volée de cygnes, dans un ouvrage sur l'antique cité. Sans partager un sentiment aussi poétique, nous dirons que cette volée de cygnes est représentée par de bien pauvres et modestes maisons, bâties suivant le caprice des habitants, sans aucun souci de propreté ou d'hygiène de la part des indigènes, tout comme des municipes qui les gouvernent.

Tout au sommet de la colline était placé, au centre de l'ancienne ville, le célèbre château de Bourbon ; son dernier possesseur fut Le Normand d'Étiolles, mari de Mme de Pompadour. Quelques restes de fortifications témoignent de l'importance de ce château ; tout à côté, se trouve une des portes de la vieille ville, avec son beffroi, et un peu plus

loin, une très belle maison du xiv° siècle, avec de
très beaux ornements en bois sculpté : cette maison, qui a donné asile à un si grand nombre de
grandes dames du xvii° et du xviii° siècle, menaçait
ruine ; on ne trouva rien de mieux, au lieu de la
reprendre en sous-œuvre, que de démolir le
deuxième étage à seule fin d'alléger les fondations
qui fléchissaient.

Deux vieilles portes, dont une à moitié démolie
et enclavée dans des maisons, quelques restes de
mur d'enceinte, un fort joli cul de lampe sur une
fraction du rempart de la dernière enceinte, voilà
tout ce qui reste de l'antique cité qui a eu une si
grande splendeur, a reçu dans ses murailles Catherine de Médicis, Henri III avec toute sa cour, le
cardinal de Richelieu, la fille de Henri IV, reine
d'Angleterre, et Mme de Sévigné, qui a daté de
Bourbon de si charmantes lettres.

De l'autre côté du parc se trouve un autre faubourg de Bourbon, Saint-Nazaire : vieille église
romane, style primitif, mais d'une admirable pureté
de lignes, aujourd'hui désaffectée du culte et malheureusement abandonnée ; la toiture, très belle
dans ses proportions, va s'effondrer et ce rare spé-
cimen du roman primitif ne tardera pas à disparaître.

Cette église dépendait d'un ancien prieuré de
Cluny, fondé en 1630, par Anceau, sire de Bour-

bon ; il ne devait contenir que cinq moines et un
prieur ; et une aumône générale devait être faite
trois fois par semaine. C'est ainsi que tout a été
détruit ou dispersé, les antiquités romaines qui
existaient à Bourbon, jusqu'au moyen âge, ont
disparu ; et aujourd'hui nous assistons à la destruction, par le temps, d'un très joli exemplaire du
roman primitif, si rare en France ; aussi serions-
nous très heureux si ces considérations écrites par
un ami de l'antiquité pouvaient toucher le cœur de
la municipalité de Bourbon et la décider à faire
quelques efforts pour conserver cette vieille église,
restant d'un prieuré qui a été si célèbre.

Le pays de Bourbon est fort riche, très acci-
denté, d'aspect très varié, et offre de très belles
promenades aux amants fortunés de la nature.

Nous ne pouvons pas comparer le pays de Bourbon aux Vosges ou au Jura, mais il charme encore
par la richesse et la variété de ses paysages, par
ses coteaux et par ses belles vallées.

Et d'ailleurs est-il bien nécessaire d'aller soigner
sa goutte ou ses rhumatismes dans un très beau
pays ? Ce qu'il faut aux malades, c'est, avant tout,
un pays sain, le calme et le repos pendant la cure,
et savoir ne pas ajouter, à la fatigue inhérente à
tout traitement sérieux, des veilles trop longues qui
énervent et des courses qui épuisent.

Bourbon-Lancy a été, jusqu'à nos jours, une sta-

tion sérieuse où on allait se soigner et se guérir de
ses douleurs goutteuses ou rhumatismales, de ses
sables rouges ou de sa paralysie : avec Mme de Sévigné nous pourrions ajouter : « Ici on prend les eaux
dans le plus grand calme, j'en fus gonflée et éton-
née dès les premiers jours, mais aujourd'hui je suis
gaillarde, on les rend de tous les côtés, point d'as-
soupissements, de vapeurs » (25 septembre 1687 :
deux jours après elle écrit : « On voit ici des gens
estropiés et à demi morts qui cherchent des secours
dans la chaleur bouillante de ces puits, » et enfin
le 7 octobre : « Je me porte mieux que je n'ai
jamais fait, ces bains sont admirables et pour les
néphrétiques, et pour mille autres maux. »

La guérison de tous ces maux aurait pu continuer
de se produire dans la quiétude habituelle, mais le
sort et la Société fermière en ont décidé autrement.

Bourbon-Lancy, reniant son passé, va faire
comme tout le monde des stations balnéaires, on va
avoir un Casino, de la musique dans le parc, ins-
taller un jeu de petits chevaux, jeu si cher aux
Parisiens, et nous serons une station à la mode :
espérons que l'on continuera à y retrouver la santé,
ce qui touche de plus près le corps médical et surtout les pauvres malades qui souffrent.

Pour nous, médecin de la vieille Ecole, nous
devons laisser faire, notre rôle à Bourbon étant
purement scientifique ; nous nous consolerons de

ces airs de fête qu'on entendra dans le parc en pensant qu'un plus grand nombre de malades, attirés par ce qu'on appelle le progrès au XIXᵉ siècle, viendront trouver, auprès de nos eaux thermales, une guérison que les stations similaires n'avaient pas pu leur procurer. En effet, il faut avouer que, en dehors des départements voisins qui nous envoient leurs rhumatisants et leurs goutteux, la clientèle de Bourbon-Lancy est composée, dans une très large proportion, de malades qui viennent à nos puits brûlants chercher une guérison qu'ils ont vainement demandée aux stations à la mode qui toutes guérissent les rhumatismes, dans une brochure tout au moins, de sorte que Bourbon-Lancy est pris comme juge, en dernier ressort, dans les cas graves de rhumatisme osseux ou d'arthrite fibreuse.

De ce qui précède, il est logique de tirer la conclusion suivante : le jour où la station de Bourbon-Lancy sera connue, au double point de vue de la science et de la pratique, par le corps médical et par le public qui veut être guéri, les malades viendront directement à nos eaux, économisant ainsi un grand nombre d'années de souffrances et, dans l'esprit des médecins, arthritisme et Bourbon-Lancy seront deux idées congénères, comme Vichy et les maladies de foie, la Bourboule et la scrofule.

GÉOLOGIE DE LA RÉGION

La formation géologique de Bourbon-Lancy a été décrite par M. Manès, ingénieur des mines, en 1847, et se trouve dans l'ouvrage de M. B. Langlois Paris, 1865. Celle que nous allons publier est extraite des notes inédites que M. Michel Lévy, chargé de la carte de Saône-et-Loire, a bien voulu communiquer au Dr F. Glénard, médecin à Vichy.

Les sources de Bourbon-Lancy jaillissent dans la faille qui termine à l'ouest les terrains cristallins et anciens du Morvan, et les fait buter contre les terrains triasiques, jurassiques et tertiaires du pays plat.

Au voisinage immédiat des sources, des indices d'un faisceau de filons concrétionnés contenant du quartz, de la barytine et de la fluorine de l'âge des arkoses triasiques.

La faille, beaucoup plus récente, a recouvert ces fractures anciennes, et il est probable que les eaux très chaudes de Bourbon-Lancy doivent en partie leur minéralisation aux minéraux contenus en profondeur par ces filons anciens dont elles lèchent le remplissage.

L'établissement est situé à l'extrême limite ouest des grauwackes ou quartzites foncés de la région que je considère comme subordonnée au marbre dévonien de Diou et de Gilly.

L'eau, à son jaillissement, sort entre les rochers de grauwacke, probablement dévonienne, et la plaine pliocène.

Le pliocène jalonne très régulièrement la faille. Y a-t-il là un phénomène de falaise ancienne contre laquelle serait venue la mer Pliocène ou plutôt une dernière réouverture de la faille, expliquant la grande thermalité des eaux, ce que témoignent des canaux largement ouverts jusqu'à de grandes profondeurs? J'incline pour cette dernière hypothèse

SOURCES DE L'ÉTABLISSEMENT THERMAL

Les sources qui servent au traitement externe, bains et douches que l'on fait prendre aux malades, à doses variables, sont situées dans la grande cour des bains, sur une ligne parallèle à la muraille granitique qui a été taillée par les Romains sur une hauteur de 15 mètres. Captées séparément, elles fournissent un vrai torrent d'eau minérale.

Ces sources sont :

1° Le *Lymbe*, la plus abondante, dont la température au point d'émergence est de 58° ; son débit par 24 heures est de 300 mètres cubes, et M. François, ingénieur des mines, assure qu'il serait très facile de porter ce rendement au dessus de 400 m., en améliorant le captage. La surface de ce grand et large puits est constamment en ébullition, sans cesse agitée par d'énormes bulles de gaz, foisonnant en un grand nombre de fameux bouillons, ainsi que le dépeint un auteur ancien ; et il ajoute que c'est quelque chose d'épouvantable, de prime abord, pour ceux qui le veulent considérer attenti-

vement : c'est dans cette même chronique que
l'on trouve cette figure qui donne bien idée de la
température élevée de ces sources : « On ne peut
y tenir la main l'espace d'un *Ave.* »

2° La source *Saint-Léger.*

3° La source *Valois.*

4° La *Reine*, en souvenir de Catherine de Médicis, qui lui donna son titre de reine à son baptême,
et Brantôme se charge de nous en donner les raisons.

Sous François Ier (1542), Catherine de Médicis,
épouse de Henri II, alors dauphin, par la mort de
François, son frère, vint, sur les conseils de Fernel,
chercher, après neuf ans de stérilité, remède aux
eaux de Bourbon-Lancy et, dès l'année suivante,
« elle commença à produire le petit François II et
après, consécutivement, cette belle et illustre lignée
que nous avons vue. Belle et illustre lignée, en effet,
puisque trois rois et deux reines en sont issus.
François II, Charles IX, Henri III, Elisabeth,
femme de Philippe II, roi d'Espagne, et enfin Mar-
guerite, la reine Margot, première femme d'Henri IV,
voilà pourquoi on l'appelle fontaine de la Reine. »

5° La source *Descure* ou source *Cardinal.*

La première dénomination appartient à un intendant des levées de la Loire qui, en 1580, retrouva
cette source comblée par les inondations d'un petit
ruisseau, appelé le Borgne, qui devient torrent pen-

dant les mauvais jours ; la source est aussi appelée source *Cardinal* en l'honneur du cardinal de Richelieu qui l'a fait réparer plus tard : 54° de température, c'est la plus chaude après le *Lymbe* ; la *Reine* n'a que que 49°.

Le tableau suivant donnera une juste idée de leur valeur comparative :

	DIAMÈTRE supérieur des puits.	PROFONDEUR des puits.	DÉBIT en litres par 24 heures.	Température
Lymbe........	4 m. 12	6 m. 62	313.387	57°
Saint-Léger ...	1 66	2 71	8.228	48°
Marguerite	1 55	2 30	5.332	50°
La Reine......	2 47	3 08	31.999	49° 3
Descure........	1 12	2 62	42.200	54°

Tel est le vrai torrent d'eau minérale, plus de 400.000 litres par jour d'une température moyenne supérieure à 50° qui alimente l'établissement. Un aqueduc souterrain, construit par les Romains, de 1.000 mètres de longueur et de 2 mètres de largeur, rejette à l'extérieur les eaux surabondantes.

Aubéry nous décrit cet aqueduc en disant : « C'est le plus bel ouvrage des Romains, structure merveilleuse avec ces matériaux incompréhensibles à notre siècle, revêtus de leurs marches, sièges,

niches, enfondrements, pavé, couvert en tables de
marbre de diverses couleurs, collées de ciment et
cramponnées de clous de cuivre dont on voit les
vestiges en une infinité d'endroits.

Propriétés chimiques des sources.

Pour se rendre compte des résultats obtenus à
Bourbon-Lancy par les bains et les douches, et bien
avant l'intervention de la chimie, les médecins ont
cherché les raisons de ces succès dans l'action de
l'eau prise à l'intérieur, concurremment avec le
traitement externe : ce n'est que plus tard qu'on
eut recours à l'analyse pour lui demander le secret
de ces cures.

En 1670, Duclos écrit un savant rapport; en
1681, Commiers parle, dans le *Mercure galant*, des
propriétés chimiques des eaux de Bourbon ; mais la
première analyse ne fut faite qu'en 1824 et publiée
dans les Annales de physique et de chimie, par
Berthier ; une seconde, en 1828, par Jacquemont :
la dernière est celle de Tellier et Laporte, et
remonte à 1858.

Il importait donc, en présence des nouvelles
méthodes d'investigation dont s'est enrichie la
chimie depuis quelques années, en présence des
lacunes que recèlent les analyses précédentes, où

sont négligées les recherches relatives au gaz des sources et aux algues qui y vivent, recherches indispensables si l'on veut connaître la constitution d'une eau ; il importait donc que l'on reprît cette étude afin d'être fixé sur la composition chimique.

Un professeur de la Faculté de Lyon, éminent chimiste, M. Glénard, voulut bien se charger de ce soin. Un travail très consciencieux a été fait sur les cinq sources de Bourbon, presque identiques au point de vue chimique ; nous extrayons du travail que le Dr F. Glénard a publié sur Bourbon-Lancy l'analyse de la source de la *Reine*, que tous les médecins qui ont exercé ici ont choisie de préférence à toutes les autres pour l'usage interne, sans doute à cause de son débit et de sa température.

SOURCE DE LA REINE

ANALYSE DU PROFESSEUR GLÉNARD, 1881

Température............................		50°3
Titre hydrocalimétrique................		0 33

1 litre d'eau contient :

Gaz dissous....... { azote.........		10°38
{ oxygène......		1 42
Chlorure de sodium..................		1 296
Sulfate de potasse..................		0 076
Sulfate de soude....................		0 062

	de soude.......	0 018
	de chaux.......	0 027
Bicarbonates	de magnésie	0 017
	de fer.........	
	de manganèse ..	0 0020
Silice..................................		0 070

Acide phosphorique.
Iode ....
Arsenic ....   Substances non dosées,
Lithine ....   mais en quantité appré-
Ammoniaque ......   ciable.
Matières organiques.

Total des matières salines : 1.821.

Ce résultat est à peu de chose près le même
que celui fourni par les analyses précédentes des
eaux de la source de la Reine ; les sources de
Bourbon n'ont donc pas varié dans une période
de 50 ans.

Cependant cette dernière analyse a rendu un
grand service en mettant en lumière des substances
qui avaient échappé aux précédents chimistes. Ces
substances : manganèse, iode, arsenic, lithine, que
les médecins sagaces avaient devinées par l'étude
de l'action des eaux, viennent justifier leur efficacité et les nouvelles indications qu'on peut remplir
dans la pratique de tous les jours ; et sans insister

plus qu'il ne faut sur la présence de ces corps dans l'eau de la *Reine*, qui seule est administrée en boisson, ajoutons que les rhumatisants, qui sont tous des arthritiques, ou, comme le veut le Dr Lancereau, des herpétiques, ne s'en plaindront pas.

Comme nous le disions, tout au début de cette étude, l'action d'une eau minérale est loin d'être proportionnelle au poids des substances minérales qu'elle contient; s'il en était ainsi, l'eau de mer détrônerait toutes les sources minérales.

D'ailleurs, l'interprétation du mode d'action et de combinaison est assez hypothétique en fait de corps chimiques et subit l'état de la science : dans ces questions le médecin se laisse quelquefois guider par l'empirisme, il peut-être dans le vrai, mais il arrivera bien sûrement à la vérité en prenant pour guide l'étude attentive des effets produits sur le malade, en un mot, par la clinique faite sans aucun parti pris. Ce qui, en langage ordinaire, peut se produire par cet ancien adage : les petites causes produisent les grands effets.

Pour prouver les vérités qu'il avance et que nous acceptons, le Dr Glénard donne un tableau comparatif des eaux de Plombières, Luxeuil, Néris, Bains, dont l'efficacité est acceptée et sont dans la même gamme que Bourbon.

Voici ce tableau qui rendra facile le parallèle au point de vue de la composition chimique :

	Principes minéralisateurs par litre.	CORPS PRÉDOMINANT.	TEMPÉRATURE.
Bourbon-Lancy..	1.82	Chlorure de sodium 1.29	55°8
Plombières....., (source des Dames)	0.27	Silicate de soude.. 0.08	51°8
Luxeuil. ...., (la plus riche).	1.16	Chlorure de sodium 0.77	47°
Néris	1.26	Bicarbonate de soude 0.41	52°
Bains....... ... (la plus riche).	0.49	Chlorure de sodium 0.16	38°

Si la clinique pouvait se servir de balances pour contrôler les effets thérapeutiques des substances dissoutes dans une eau minérale, le travail du médecin serait bien simple, mais la science ne se fait pas avec de pareils procédés : l'observation des malades est très difficile pendant une cure thermale, le temps est trop court pour bien connaître un malade qui arrive à la station et demande à être soigné tout de suite : il n'a qu'un nombre de jours bien comptés pour suivre un traitement qu'il faut instituer après un premier examen. Aussi partageons-nous en tous points l'opinion émise par notre regretté ami, le Dr Siredey, dans le cours d'une discussion sur les eaux minérales : « La pratique de la médecine à une station thermale, disait-il, est

chose très grave et très difficile. Elle nécessite de
la part du médecin qui dirige une cure des connaissances très étendues et surtout une rapidité et
une exactitude dans le diagnostic qu'on n'acquiert
que par une longue étude des malades. » Il ajou-
tait, avec ce bon sourire qui partait d'une conscience si droite : « J'aime mieux diriger mon service d'hôpital, je puis mieux étudier mes malades. »

INSTALLATION BALNÉAIRE

Après avoir énuméré les sources que possède la station thermale, il nous faut examiner toutes les ressources qu'on offre aux malades pour le traitement externe. Les eaux de Bourbon ne se prennent pas seulement en boisson, on utilise cette énorme quantité d'eau minérale en bains, en douches de toutes espèces, en grandes et petites étuves, en pulvérisation, en douches locales pour la gorge, les yeux, le nez, les oreilles, etc., et pour couronner tout cet appareil balnéaire, une piscine à eau courante, à température constante, de 190 mètres carrés, la plus belle et la plus vaste que possède une station thermale.

Cette énumération rapide prouve au moins une chose, c'est que la station de Bourbon-Lancy, quoique ignorée d'une grande partie du corps médical français, nous en avons dit les causes, est à la hauteur de la science moderne, et les baigneurs y trouvent tout ce qui est nécessaire pour un traitement externe répondant à toutes les indications

qu'exigent les localisations si diverses de l'arthritisme.

Nos aïeux les Gaulois et, avant eux, les Romains
allaient se soigner à cette même station, sans
aucun souci du confortable.

D'après la chronique, les bains se prenaient en
commun, dans un grand bassin orné de plaques de
marbre de couleur; les grands seuls se servaient
des baignoires actuelles; c'est là que César vint se
soigner pendant la conquête des Gaules, après la
prise d'Alésia. Si leurs bains étaient luxueux, leurs
étuves étaient plus que primitives : par une dérivation des eaux du *Lymbe*, ils avaient empli un large
fossé, maintenu par des murettes et voûté; une
grille, composée de barreaux de fer de 10 cent. de
diamètre, était fixée des deux côtes de la muraille,
à quelques centimètres au dessus du niveau de l'eau
minérale à 59°. C'est sur ces barreaux de fer que se
couchaient les guerriers romains, recevant directement sur le corps les vapeurs minéralisées des eaux
du Lymbe.

Ce principe d'étuve naturelle a été conservé à la
station et cette même eau du Lymbe suffit seule
pour donner, dans les étuves actuelles, une température de 44° et de 50° à la voûte.

Nous n'avons trouvé nulle part une description
exacte de l'établissement aux différentes époques de
notre histoire; tout ce que nous savons, c'est qu'il a

été plusieurs fois saccagé pendant cette interminable succession de guerres qui désolèrent la Bourgogne.

Toujours réparé par les rois de France, il avait été surtout luxueusement décoré sous François Ier, Henri II, Henri III et sous Louis XIV.

Sous la première République, l'établissement n'eut pas à souffrir; seul l'ancien château de Bourbon fut vendu en l'an VIII, et exploité comme une carrière.

C'est après l'Empire que les eaux furent données à la famille d'Aligre et à sa succession. Elles ont été achetées par la Société qui les possède encore aujourd'hui.

Voici l'énumération des ressources que l'établissement thermal met au service des malades :

22 bains romains, avec douches en lame, qui constituent la base du traitement externe ; ces douches sont données sous l'eau et sont appelées, avec raison, douches sous-marines, très appréciées des malades et des médecins qui les ordonnent. Le malade ne peut pas se refroidir puisqu'il est dans le bain et que la douche est donnée à travers la couche d'eau du bain, en colonne ou en lame, à une distance du corps fixée par ordonnance, suivant l'effet qu'on veut obtenir : ce mode de douche est un véritable massage sous l'eau et donne de très beaux résultats dans les arthrites chroniques, dans

les raideurs articulaires, suites d'entorses ou de fractures, dans les formes fibreuses du rhumatisme, des gaines, des tendons ou des aponévroses avec rétraction. C'est par ce mode de traitement que nous avons vu guérir plusieurs cas de névralgie très rebelle remontant à plusieurs années : parmi ces névralgies, une sciatique qui avait résisté aux étuves et faisait cruellement souffrir le malade depuis plus de quatre ans ;

4 salles d'étuves, dites grandes étuves ;

2 étuves en caisses, toutes chauffées jusqu'à 48° par une dérivation des eaux du *Lymbe* ;

2 cabinets pour bains locaux de vapeur ;

1 pavillon d'hydrothérapie, fait sur les plans de celui d'Auteuil, avec cabinets de toilette distincts pour les dames, où se trouvent toutes les variétés de douches et à toute température de 12° à 45° ;

2 salles de massage sous l'eau ;

1 douche en cercle.

Au premier étage, 30 salles de bain ;

2 salles pour douche ascendante ;

1 salle de bain de siège à eau courante avec hydro-mélangeur ;

1 grande salle d'inhalation avec ses appareils de pulvérisation pour douche pharyngienne, oculaire, nasale et auriculaire.

Dans le parc de l'établissement, une piscine de natation de 190 mètres carrés.

A cet ensemble d'appareils de toute espèce, joignez le traitement interne avec l'eau de la *Reine*, qui représente pour nous un des plus puissants moyens d'action, et le corps médical conclura avec nous que Bourbon-Lancy mérite, par son installation, tous les éloges qu'on décerne aux stations à la mode; dans tous les cas, il répond à toutes les indications qu'il est du devoir du médecin de remplir pour guérir les localisations si diverses de l'arthritisme, et cela en toute sécurité, comme nous le verrons bientôt, en parlant des propriétés physiologiques de nos eaux minérales.

———————

OPINIONS MÉDICALES

DES AUTEURS ANCIENS ET MODERNES SUR LES VERTUS
CURATIVES DES EAUX DE BOURBON-LANCY

Avant de traiter la question de l'action physiologique des eaux chlorurées de Bourbon, nous avons
pensé qu'il était plus sage de dire ce que pensaient
nos devanciers qui envoyaient leurs malades à ces
eaux thermales pour se guérir des diverses localisations du rhumatisme.

Les noms changeront, mais l'indication restera
la même, et nous trouverons, dans tous les auteurs,
une idée dominante, qui revient dans tous les
ouvrages que nous avons consultés, l'application
des eaux, intus et extra, à la cure de la goutte et du
rhumatisme, de sorte qu'on est en droit de conclure, appuyé sur la tradition, que Bourbon-Lancy
a une action spéciale contre l'arthritisme.

Le Dr Jean Aubéry (1604), dans un ouvrage
publié à Paris sur les bains de Bourbon-Lancy,
vante les vertus curatives de ces thermes. Médecin
du duc de Montpensier, beau-père de Monsieur,

frère de Louis XIII, il en connaît toute la valeur et
ses premières indications sont : les névralgies, les
névroses, les sciatiques et les paralysies; il les
conseille contre les affections goutteuses et grave-
leuses, les catarrhes froids et humides, suites de
congestion rhumatismale; contre les maladies cutanées, les engorgements viscéraux, les dyspepsies,
la lienterie; contre les engorgements, tumeurs,
ulcérations et catarrhes de l'utérus, les pâles couleurs, les pertes séminales et les impuissances;
enfin contre les maladies chirurgicales chroniques,
laissant entendre par là les raideurs, les ankyloses,
les épanchements chroniques des articulations.
« Bref, dit Aubéry, peu il y a ou point de maladies
dans tout le corps qui ne soient soulagées par nos
eaux bourbonniennes. »

On peut le voir, déjà au commencement du xviiᵉ
siècle, les indications d'un grand nombre de
maladies dépendant de l'arthritisme sont nettement
posées; nous n'y trouvons rien à redire.

En 1605, un professeur à la Faculté de Paris, le
Dʳ Jean Ban, dans un ouvrage intitulé *La Mémoire
renouvelée*, constate les heureux effets de ces eaux
dans le rhumatisme chronique, dans les sciatiques,
dans les troubles du système nerveux, et il traite
longuement de l'aphonie hystérique; dans les
tumeurs de la matrice et dans les cas de stérilité
dont il a vu des exemples : il cite, à ce sujet, cinq

observations fort curieuses au point de vue scien
tifique et par la franchise et la naïveté du style
avec lesquelles il raconte ce qu'il a vu.

Après treize années d'études consacrées à ces
eaux thermales, en 1618, le Dr Bau trouve dans
la pratique de nouvelles indications et, comme son
prédécesseur, il les conseille aux malades affaiblis,
nerveux, à ceux qui ont facilement le flux du
ventre, à ceux qui ont perdu l'usage d'une moitié
de leur corps ou de leurs jambes, qui ne peuvent
plus les faire marcher... Tout ce que nous pourrions dire sous une autre forme se trouve dans ce
chapitre sur les paralysies de la sensibilité et des
mouvements.

Nos prédécesseurs ont su voir et conclure, une
observation exacte des faits leur tenait lieu de
principes physiologiques qui n'étaient même pas
ébauchés à cette époque; de sorte que nous pourrions dire, tout au début de cet historique des opinions médicales, d'il y a quatre siècles : *Nihil novi
sub sole.*

Le fameux Delorme, premier médecin de Henri IV
et de Louis XIII, a toute confiance dans les vertus
curatives des eaux de Bourbon et il se complaît à
en vanter les mérites et les facultés.

Dans un ouvrage intitulé : *De la nature des bains
de Bourbon et des abus qui se commettent en la
boisson de leurs eaux* (Paris 1650), Isaac Cattier

insiste beaucoup sur les effets de l'humidité, sur les refroidissements qui donnent des rhumatismes, et sur les précautions qu'il faut prendre à ces thermes.

Ces remontrances, quoique durement données, sont vraies, et le plus sévère des hygiénistes ne parlerait pas mieux que Cattier. Ces bravades, que tous les médecins ont pu observer, il les blâme avec énergie, il rudoie même ceux qui les commettent en leur disant que ces eaux qui sont merveilleuses, prises avec sagesse, le leur revaudront en affreuses maladies pour les punir de toutes leurs imprudences.

Déjà, de son temps, on envoyait à Bourbon-Lancy toutes sortes de malades et de maladies, et il faut l'entendre donner des conseils aux médecins ses contemporains, sur la manière de choisir les maladies qu'il fallait y envoyer, pour en faire une bonne cure.

Le Dr de Monteau, dans un ouvrage publié à Chalon, en 1660, et à Autun, en 1665, fait un vrai livre de clinique : intendant des thermes de Bourbon, il recueille les cas de guérison et les compte, et ses observations, prises tous les jours pendant plusieurs années, sont très instructives : il y est surtout question de rhumatisme, de névralgie, de sciatique, de névroses qu'il appelle atoniques, d'engorgements hépathiques, de dyspepsies et de diarrhées chroniques. Il se complaît aux maladies de

l'utérus et à la stérilité qui en est la conséquence :
la présidente de Chevrière, de Grenoble, a reçu la
satisfaction de la maternité, et quatre autres de
même, après 17 et 18 ans de mariage.

Plus loin, le Dr de Monteau énumère les cas de
rhumatisme et de goutte, les ulcères, les dartres,
les flueurs blanches et autres maladies impures,
qui sont disparues, ainsi que 204 paralysies : et il
ajoute, dans son enthousiasme : « toutes les douleurs y sont apaisées, toutes les gouttes soulagées,
et toutes les obstructions levées. »

Que nos lecteurs nous permettent une digression
et, à l'exemple du Dr de Monteau qui, dans ses
observations, cite les noms de ses baigneurs, écri-
vons, nous aussi, les noms des personnages illustres
de France qui sont venus à Bourbon-Lancy pour
demander à ces eaux le soulagement de leurs souffrances.

Pour cela, nous n'avons qu'à transcrire ce que
nous trouvons dans les archives de la station, et il
sera facile de conclure à la grande réputation de
cette station thermale, si ignorée aujourd'hui, malgré ses vertus curatives affirmées par cinq siècles
de gloire.

Il nous faudra être bref et faire un choix sévère,
car nous ne voulons pas que cette étude devienne
un gros et volumineux ouvrage, parce que, de nos
jours, on n'a pas le loisir de lire des in-folios

comme les médecins du xviiᵉ siècle ; au surplus, le
lecteur rigoriste, qui veut qu'on se renferme dans
les bornes strictes de son sujet, pourra fort bien
passer sur cette digression, tout en y perdant un
curieux chapitre de notre histoire.

Le Dʳ Aubéry nous apprend qu'au xviᵉ siècle
Bourbon-Lancy était fréquenté par les plus grands
personnages de France.

En 1542, sous François Iᵉʳ, la reine Catherine
de Médicis, épouse de Henri II, vint, comme nous
l'avons dit, chercher un remède à sa stérilité.

Henri III se rendit plusieurs fois à Bourbon-
Lancy ; en 1580, il y passa six semaines avec Louise
de Lorraine ; en 1586, il y vint avec des troupes,
craignant une surprise, pendant la guerre des trois
Henri : Henri III, roi de France, Henri de Navarre,
plus tard Henri IV, à la tête des Huguenots, et
Henri, duc de Guise, chef de la Ligue. Depuis cette
époque, comme le dit le Dʳ Alibert, que la chronique qualifie du plus spirituel et du meilleur des
hommes, il afflua à Bourbon tout ce que la France
a de plus distingué.

En 1597, une des plus illustres dames de Paris,
mariée en Bretagne, prenait les eaux de Bourbon ;
c'était la princesse de Rohan ; c'est pour Mᵐᵉ de
Rohan que M. de Beaulieu adgença une nouvelle
étuve, sur le canal du jardin Robert, qui ne put pas
faire suer cette princesse.

Ronchin, chancelier ès-écholes de Montpellier, amena et guérit à Bourbon la duchesse de Montmorency, veuve du duc de Montmorency, décapité à Toulouse par ordre de Richelieu. Devenue libre, après sept ans de captivité, la duchesse de Montmorency se retira à la Visitation, fondée par Mme de Chantal ; elle fit élever un mausolée au duc qu'elle ne cessait de pleurer ; ce mausolée se trouve encore aujourd'hui dans la chapelle du lycée de Moulins, bâti sur l'ancien couvent des Visitandines de Mme de Chantal.

Le maréchal de la Force et le marquis de Saint-Mars vinrent aussi à Bourbon en 1633.

En 1640, le duc de Richelieu y fit examiner les eaux, devant toute la cour, par Cythais, son médecin, et par de Montreuil, médecin de M. le Prince ; c'est pendant ce voyage que Richelieu fit emporter de l'établissement des statues, des mosaïques, des bas-reliefs pour en orner son château de Rueil, saccagé en 1793 et détruit en 1815 par les Anglais et les Prussiens.

Vallot, médecin du roi et l'un des fondateurs du jardin des Plantes à Paris, vint visiter et admirer Bourbon.

En 1644, la fille de Henri IV, femme de Charles Ier, roi d'Angleterre, décapité en 1649, vint à Bourbon pour rétablir une santé fort ébranlée. Par ordre du grand roi, on lui rendit tous les honneurs, mais plus tard, logée au Louvre, elle était abandonnée de tous, et la fille d'Henri IV était obligée de se mettre au lit avec son enfant pour ne pas périr de froid.

Au mois de juin de la même année, se trouvaient aux thermes de Bourbon : Mme du Maure, la maréchale de Guébriant, la duchesse de Longueville, le marquis de Sablé, Mlle de Pance, Mme de Saint-Simon, Mlle de Duras, Mlle de Rambouillet, Mme de Guéméné ; les autres baigneuses étaient : Mme de l'Hospital, Mme de Bouillon, Mme de Turenne, Mmes de Saint-Céran, de Charlus, de Mézières, de Villars et de Vaudy.

En 1676, Mme de Montespan, la célèbre maîtresse de Louis XIV, vint à Bourbon avec la petite de Thiange et une suite de 45 personnes : Mme Fouquet et sa nièce, qui se trouvaient à la station, la visitèrent et ne purent obtenir par elle la liberté de l'ancien ministre, qui mourut à Pignerol après 20 ans de captivité.

En 1683, Mme de Louvois, femme du grand ministre.

En 1787, Mme de Sévigné, qui a daté de Bourbon plusieurs de ses charmantes lettres où on trouve l'éloge de la station : dans une lettre datée du 27 septembre, et dans une autre du 7 octobre, elle dit : « Les eaux de Bourbon, douces et fondantes, ont achevé un véritable état de perfection ; on voit ici des gens estropiés et à demi morts qui cherchent des secours dans la chaleur bouillante de ces puits.

« Ces eaux prennent des paralysies à plusieurs et en laissent à d'autres, je me porte mieux que je n'ai jamais fait : ces bains sont admirables pour les néphrétiques et mille autres maux. »

En 1701, Fagon envoie à Bourbon M. de Beauvilliers, à toute extrémité, pour qu'il allât finir plus loin. Après une cure à ces eaux, le malade revint à Saint-Aignan, où le duc de Chevreuse le confia à Helvétius, qui acheva de le guérir dans 7 jours : l'histoire rapporte que Fagon, apprenant cette nouvelle dans l'antichambre du grand roi, eut une attaque d'apoplexie.

Dans cette même année, Fagon soigna à Saint-Germain Jacques II, roi d'Angleterre, frappé de paralysie; il l'envoya se guérir à Bourbon-Lancy, la reine d'Angleterre l'y accompagna; Louis XIV et toute la cour lui rendirent de grands devoirs.

En 1721, la marquise de Villeroi, belle-fille du maréchal, étant aux eaux de Bourbon, écrivait cette curieuse lettre au duc de Richelieu : « Vous allez partir d'ici, mais j'y reste ; quelque chose me fait craindre que je fusse grosse, je veux avoir grand soin de mon enfant, je crois que vous vous doutez de ce qui me le rendra cher; j'ai quelque soupçon qu'il date des derniers soupers que nous fîmes à Neuilly. »

En 1763, Bretagne de Rohan-Guéméné se trouvait à Bourbon avec Mme de Créquy et la présidente de Molé : pendant cette saison, les baigneuses virent arriver Mme Ducrest de Lancy, devenue baronne d'Andelau, qui s'installa sous sa hutte de feuillage sous un grand chêne.

Nous touchons à l'époque où vécurent nos grands-pères ; arrêtons nos recherches et nos citations : au demeurant, elles prouvent surabondamment combien les eaux de Bourbon ont été en haute estime et étaient fréquentées, comme nous le voyons, par la Cour et la Ville.

Nous sommes bien loin d'une pareille gloire, mais Bourbon redeviendra florissant le jour où le corps médical de France saura qu'à cette station les indications sont précises, scientifiquement vraies et qu'on peut presque être imprudent dans l'administration de ces eaux, tant elles offrent de sécurité aux malades et aux médecins qui en dirigent la cure.

Ce sera le dernier effort d'une longue vie médicale, qui, j'espère qu'on voudra bien me permettre de le dire, n'a jamais eu qu'un but, faire du bien à ceux qui souffrent et leur offrir une part des bénéfices qu'en a retirés celui qui écrit ces pages.

Reprenons, après une aussi longue digression, l'historique des opinions de ceux qui nous ont précédés dans l'étude des eaux de Bourbon.

D'après un rapport, fort savant, signé Lerat et Puylon, l'Académie des sciences de Paris déclara « que ces eaux étaient meilleures et plus utiles pour la santé qu'aucune des autres eaux minérales de France ».

Dans le *Mercure galant* de 1681, nous trouvons, sous la signature du Dr Comier, « que ces eaux sont aussi considérables par l'abondance de leurs sources qu'elles le sont par les vertus admirables qu'elles tirent de leur composition. Elles affirment « les nerfs débilités, ramollissent ceux qui sont « tendus (théorie de Pommier), guérissent les « sciatiques, les rhumatismes, les paralysies, les » hydropisies, soulagent les gouttes et emportent « presque toutes les maladies extérieures.

« Je ne dis rien de la vertu qu'elles possèdent « contre la stérilité : quantité de dames s'en sont « assez bien trouvées pour en rendre témoignage. »

Nous avons déjà parlé du Dr Hecquet, professeur de la Faculté de médecine de Paris, qui vint se guérir à Bourbon de cuisantes douleurs rhumatismales et en fait un éloge enthousiaste.

Le Dr Pinot, dans ses lettres sur les eaux thermales de Bourbon-Lancy en Bourgogne, dans ses dissertations sur les eaux de Bourbon, suivies de réflexions sur la saignée et, dans le *Journal de Médecine* de 1772, écrit ce qui suit :

« Les eaux de Bourbon-Lancy guérissent les

« douleurs rhumatismales chroniques les plus cui-
« santes et les plus variées ; les ictères de toutes
« sortes, les dégoûts invincibles de l'estomac,
« les cours de ventre opiniâtres, les migraines
« effroyables, les maux de reins furieux, les dan-
« gereuses coliques entretenues par le vice de ces
« humeurs et les concrétions sablonneuses ; les
« pâles couleurs et la stérilité, enfin les estropie-
« ments et les affaiblissements qui sont les suites
« des blessures des militaires. »

A l'appui de son dire, le Dr Pinot cite un grand
nombre d'observations qu'il a recueillies.

En 1826, dans un Précis sur les eaux minérales
les plus usitées, le Dr Alibert écrit ce qui suit :

« Il est des eaux minérales dont l'oubli ne peut
« se concevoir, il ne manque rien à celles de
« Bourbon-Lancy ; ces eaux peuvent rivaliser avec
« les plus renommées de l'Europe, la chaleur qu'on
« trouve dans de pareilles sources paraît spé-
« cialement adaptée à la guérison des rhumatismes
« chroniques ; à celle des maladies lymphatiques,
« de la chlorose, des dégénérescences qui tendent
« à se former dans les viscères digestifs. »

Bordeu dit, avec autant de génie que de vérité,
que toute « maladie chronique est une affection qui
« n'a pu ou ne peut devenir aiguë et qui ne tend
« pas facilement à l'excrétion, mais les eaux de
« Bourbon peuvent opérer un tel prodige, elles

« sont stimulantes, et, sous ce point de vue, apéri-
« tives ; elles sont favorables aux vieilles plaies
« d'armes à feu et répondent à une multitude
« d'indications. »

En 1844, le Dr Tellier, dans son livre intitulé :
*De l'action des eaux thermales et salines de Bour-
bon-Lancy*, Moulins, 1844, écrit ce qui suit :

« Les chlorotiques, les scrofuleux, les femmes
« affectées d'aménorrhée, boivent plus spécialement
« l'eau de la Reine qui nous a paru jouir de pro-
« priétés remarquables pour la fonte de certaines
« tumeurs de l'utérus et des ovaires : leur efficacité
« est manifeste dans les convalescences lentes et
« pénibles, comme dans toutes les maladies qui
« ont un cachet de débilité et de faiblesse géné-
« rale ; plus loin, nous pourrions faire une longue
« énumération de convalescences difficiles, d'hypo-
« condrie, de gastralgie, de leucorrhée, d'ulcéra-
» tion du col, qui ont trouvé près de nous de
« grands soulagements et souvent la guérison ;
« d'autres espèces de névralgies ont aussi gagné
« beaucoup par l'action des eaux, des névralgies
« faciales, des sciatiques, etc.

« Il est un groupe de maladies contre lesquelles
« l'action tonique et légèrement excitante des eaux
« thermales s'est montrée toute puissante et semble
« bien supérieure aux moyens vantés jusqu'à ce
« jour; je veux parler des paralysies, des hémi-

« plégies ou paraplégies, » et il en cite de nombreux exemples.

En 1849, le Dʳ Rérolle, ancien inspecteur adjoint des thermes de Bourbon, a fait un très beau livre sur cette station ; les idées en sont très justes, et l'on y trouve de très bonnes indications sur le mode d'action de ces eaux.

L'eau de Bourbon, écrit le Dʳ Rérolle, favorise l'appétit, stimule la sécrétion du suc gastrique et rend la digestion plus prompte et plus facile dans certaines formes de dyspepsies.

Par l'étude attentive de nos eaux, on arrive bientôt à leur reconnaître trois modes principaux d'action.

Dans quelques affections, elles agissent d'une manière pour ainsi dire spécifique, comme dans le rhumatisme et les névroses, de la même manière que le quina dans les fièvres intermittentes.

Dans une deuxième classe, on ne trouve qu'une action sudorifique, c'est ainsi qu'elles opèrent dans les maladies de la peau, dans les syphilides.

Enfin, il est une foule d'affections où elles n'ont qu'une action tonique et stimulante comme dans les chloroses, le lymphatisme et les paralysies.

Une pareille distinction n'est pas absolue et souvent on remarque la réunion de différents modes d'action dans la guérison d'un certain nombre de maladies.

Divisant le rhumatisme articulaire en deux classes,
il dit : dans la première classe, la période d'acuité
est passée, les articulations ne sont plus douloureuses qu'au mouvement et au toucher, elles sont
tuméfiées, leur volume présente un contraste frap-
pant avec l'émaciation des masses musculaires, la
faiblesse est le caractère dominant et le membre
présente quelques signes d'une légère paralysie du
mouvement ; cette forme est fréquente à Bourbon,
et la haute température de nos eaux procure constamment des succès aussi rapides que durables.
Les exemples de guérison sont si fréquents et si
communs, que je n'ai pas voulu citer les nombreux
faits dont j'ai été témoin ; déjà, très anciennement,
on accourait à Bourbon pour se guérir de ses
rhumatismes.

Dans la deuxième classe, le rhumatisme a presque
conservé la vivacité des premières douleurs, les
fonctions s'exécutent mal, le sommeil est mauvais,
le pouls un peu fréquent, la peau souvent chaude et
sèche : j'insiste sur cette forme, dit le Dr Rérolle,
parce qu'elle fournit une indication capitale dans
le traitement qui doit être moins actif. Suivent plusieurs observations dans lesquelles la terminaison
heureuse fut un succès pour les eaux et pour l'habile
direction qui avait été donnée.

C'est surtout dans les affections rhumatiques ou
névralgiques de l'estomac et des intestins que les

eaux de Bourbon se montrent dans toute leur énergie; contre ces maladies la guérison est la règle.

Dans les ouvrages d'hydrologie médicale, on
place Bourbon en première ligne contre les paralysies; aussi, chaque année, le nombre des paralytiques est considérable. Suivent des distinctions
très judicieuses et très pratiques entre les diverses
paralysies de la sensibilité et du mouvement, le
mode de traitement qui convient à chacune d'elles,
le légitime espoir qu'on peut, pour certaines, principalement les paralysies, fonder sur l'efficacité des
eaux de Bourbon.

C'est le Dr Rérolle qui, le premier, appliqua la
méthode thérapeutique fonctionnelle prônée par
Bonnet, de Lyon, pendant la cure.

Le Dr Botureau, dans son traité des Principales
Eaux minérales de l'Europe, en parlant de Bourbon-
Lancy, s'attache avec juste raison à prouver la
similitude d'action et des propriétés qu'elles possèdent, en tout semblables à celles de Wiesbaden.

L'indication thérapeutique principale des eaux
de Bourbon-Lancy est assurément dans le rhumatisme, quelle que soit sa manifestation externe ou
interne, et ainsi qu'il en est des eaux de Wiesbaden, c'est dans les affections rhumatismales chroniques, sous toutes leurs formes, paralysies de la
sensibilité et surtout du mouvement, névralgies
faciales, sciatiques, que la vertu de ces thermes

De l'Arthritisme.   4

mérite surtout d'être remarquée : les eaux de Bourbon sont aussi efficaces que les plus vantées pour
le rhumatisme, leur action reconstituante et tonique
les fait conseiller de préférence aux rhumatisants
dont le tempérament est nerveux et surtout lymphatique ; par leur action sur l'état général des malades,
elles se rappprochent des eaux de Wiesbaden.

En 1860, dans leur dictionnaire général des eaux
minérales, Durand-Fardel et Le Bret confirment de
tous points les indications précédentes et nous
indiquent les propriétés spéciales de ces eaux
contre le rhumatisme : ces auteurs insistent sur
leurs vertus sédatives dans le rhumatisme actuellement douloureux, dans les formes sub-aiguës :
ils attribuent avec raison aux thermes de Bourbon
une qualité fort précieuse qui les distingue des
autres eaux chlorurées et les rendent en tous points
préférables aux eaux sulfurées dont l'emploi, en
pareil cas, est toujours difficile et souvent dangereux ; ils ajoutent qu'elles sont très appropriées aux
goutteux névropathes.

Notre ancien collègue d'internat, aujourd'hui
médecin de la Pitié, le Dr Desnos, dans un article
qu'il a consacré à Bourbon-Lancy, dit que ces eaux,
par leur haute thermalité, répondent à toutes les
formes de rhumatisme, et par leur faible minéralisation, principalement aux formes douloureuses et
excitables ; leur spécialisation s'adresse au rhuma-

tisme articulaire, actuellement douloureux, dans
lequel les accidents aigus reparaissent volontiers
sous l'influence du traitement thermal ; le Dr Desnos
ajoute : l'état nerveux qui accompagne cette forme
de rhumatisme en rend le traitement très difficile
ailleurs qu'à cette station.

Il arrive souvent que des eaux fortement minéralisées, chlorurées ou sulfurées ne sont pas supportées ; rien à craindre de semblable à Bourbon, où
dans des cas de cette nature, les eaux rendent des
services considérables à la thérapeutique ; elles
réussissent dans l'une des formes les plus graves du
rhumatisme, la forme progressive noueuse qui
déforme et dévie les articulations des mains et des
pieds, et cela d'autant plus facilement que le malade
est plus irritable.

Poursuivant cette idée de spécialisation dans les
diverses localisations de la diathèse arthritique, le
Dr Desnos affirme les succès que procurent ces eaux
et leur réputation plus que séculaire dans les maladies des femmes. Très ferme dans son opinion, il
conclut que, parmi les eaux chlorurées sodiques,
une seule chlorurée faible, celle de Bourbon-Lancy,
est applicable aux différentes formes de métrite
éréthique ; et dans cette ligne il faut faire entrer,
non seulement les métrites douloureuses, comme
dit Desnos, mais toutes les névralgies des annexes
utérins, la névralgie utérine, les utérus irritables,

les névralgies de la dysménorrhée, certaines formes
de vaginisme et, avant toute autre localisation, ces
poussées congestives qui surviennent chez les
femmes arthritiques, sous l'influence des causes les
plus légères en apparence.

En 1877, le Dr Girard de Cailleux, rappelant les
faits signalés dans le rapport d'Alphonse Guérard,
appuyé sur les observations publiées par Dumoulin,
Assalin et par Deslongschamps, rapporte à son tour
des cas de très grande amélioration de tuberculose
pulmonaire produite par l'administration de l'eau
de Bourbon, intus et extra.

Depuis plus de 88 ans que nous étudions ces
eaux chlorurées, nous n'avons pas eu l'occasion de
constater cette heureuse modification de la tuberculose pulmonaire ; nous nous déclarons incompé-
tent pour juger une aussi grave question : nous
croyons fermement que ce ne sera pas dans l'action
médicatrice de ces eaux chlorurées, faibles ou
fortes, que la tuberculose pulmonaire trouvera sa
guérison, et nous confessons humblement notre
admiration pour une station chlorurée qui vient de
prétendre à la cure des bronchites, même tuberculeuses [1].

Le Dr P. Lucas Championnière dit, en parlant de
l'action des eaux de Bourbon : « elles empruntent

1. Quelques indications thérapeutiques de Royat, par le Dr Fré-
net (1890).

à leur propre constitution et à leur mode d'application des qualités absolument ou relativement sédatives, d'autant plus précieuses qu'elles conservent généralement quelques-unes des propriétés reconstituantes des eaux plus minéralisées, et ne peuvent devenir débilitantes que si on pousse à l'excès leur mode d'administration. C'est auprès des eaux minérales de ce genre qu'on trouve à traiter les affections douloureuses et à modifier les constitutions névropathiques. »

Dans le groupe des affections utérines, il cite la métrite irritable, toutes les variétés de névralgie péri-utérine, les déplacements utérins avec accidents inflammatoires, et enfin la stérilité provenant de la métrite, particulièrement justiciable de Bourbon.

Leur efficacité est incontestable contre les phénomènes d'anémie ou de chlorose, lorsque les sujets ont une constitution lymphatique ou sont des rhumatisants névropathes. L'auteur rappelle enfin leurs effets remarquables contre les paralysies d'origine cérébrale, lorsque les phénomènes congestifs inflammatoires ont complètement disparu ; leur action est tout aussi manifeste dans le cas de paralysie rhumatismale, *a frigore* ou consécutive à l'atrophie des masses musculaires.

DE L'ACTION PHYSIOLOGIQUE DES EAUX
DE BOURBON-LANCY

Une eau minérale naturelle, ayant en solution un
grand nombre de substances chimiques, représente
une médication fort complexe ; elle se rapproche,
par ce seul fait, des formules des anciens médecins
où l'on trouvait un nombre infini de corps, avec le
doux espoir, pour les partisans de cette chimiatrie,
que chaque maladie saurait y trouver le remède
qui lui est propre.

De nos jours, les progrès de la physiologie thérapeutique ne permettent plus une pareille manière
de faire de la science, il faut plus de clarté, plus de
précision, et, avant tout, une longue et patiente
étude des effets produits par les médicaments ;
aussi considérons-nous le chapitre qui traite de
l'action physiologique d'une eau minérale comme la
partie la plus difficile de l'hydrologie, et le médecin
qui écrit doit tout autant se garder de tout esprit
de dénigrement que de faire œuvre de complaisance.

Ce n'est qu'après avoir longuement et minutieu-
sement observé ces malades qu'il est permis au
médecin d'arriver à une conclusion pratique.

Pour nous guider dans une étude aussi délicate, nous avons relaté l'opinion de tous les médecins, nos devanciers, qui ont étudié les eaux de Bourbon, et, ainsi appuyé sur la tradition, nous émettons en toute sincérité notre opinion sur l'action physiolologique de cette eau thermale.

Les eaux de Bourbon sont chlorurées sodiques, d'intensité moyenne, et se trouvent placées, par leur composition chimique, entre les chlorurées fortes, Bourbonne-les-Bains, Salins, et les chlorurées faibles, comme Luxeuil, Néris, Bains, Plombières. Le tableau comparatif que nous avons publié plus haut nous autorise à placer Bourbon-Lancy au premier rang du second groupe d'eaux minérales que nous venons de citer, et cela pour deux raisons, la thermalité de nos eaux dont la moyenne des cinq sources est de 56°, et leur minéralisation dont le total par litre est de 1 gr. 82 : la thermalité la plus élevée après celle de Bourbon n'est que de 52° à Néris, dont la minéralisation est représentée par 1 gr. 26, et 1 gr. 16 à Luxeuil.

La place que nous assignons à Bourbon-Lancy est donc vraie, et nous pouvons dire avec les médecins qui les ont étudiées : ces eaux tiennent le milieu et servent de transition entre les chlorurées fortes et les chlorurées faibles, comme Bains et Plombières ; par conséquent, elles présenteront des indications d'autant plus nombreuses qu'elles possèdent des propriétés des deux groupes dont elles sont le trait d'union. En thèse générale, nous pouvons conclure que les eaux de Bourbon-Lancy sont sédatives et calmantes comme celles de Néris, dont l'action est acceptée sans conteste par le corps médical tout entier.

Tous les médecins, depuis le xv° siècle jusqu'à nos jours, reconnaissent l'action sédative et calmante de ces eaux : la lecture du chapitre précédent en fournit la preuve la plus évidente ; tous recommandent d'envoyer à Bourbon les rhumatisants nerveux, la forme éréthique de la goutte, comme les affections douloureuses utérines, les formes irritables des métrites et des annexes utérins : c'est bien là la preuve la plus évidente de la sédation produite par nos eaux.

Tous les médecins savent combien sont longues les localisations de l'arthritisme, qu'elles se présentent sous forme aiguë ou sous forme chronique, et combien de perturbations nerveuses nous avons à constater dans le cours d'une maladie chronique ou pendant la convalescence d'un rhumatisme articulaire aigu. Tous nos malades sont plus ou moins ébranlés, ils ne mangent plus, ont des nuits mauvaises, sont impatients, irritables à l'excès, inquiets et desespèrent de leur guérison ; cet état nerveux, secondaire, est le résultat direct de l'affaiblissement de l'organisme. C'est contre toutes ces manifestations nerveuses que s'exerce l'action sédative de nos eaux, et il suffit souvent de quelques jours pour voir nos malades retrouver un bon appétit, des nuits tranquilles, une appréciation plus modérée de leur état, le calme après la tempête.

Cette action sédative sur les phénomènes nerveux, survenus à la suite d'affections de nature arthritique, n'a rien qui doive nous surprendre : Bourbon-Lancy possède des eaux spécialement désignées pour combattre les rhumatismes sous toutes les formes, comme les diverses manifestations de l'arthritisme qui en est la souche : il n'y a donc rien d'étonnant à ce que ses eaux guérissent les troubles nerveux qui accompagnent cette diathèse. L'action sédative des eaux de Bourbon ne se borne pas à ces effets nerveux secondaires; nous pouvons affirmer, après Alibert, Tellier et Desnos, qu'elles rendent de très grands services dans les névroses avec ou sans hystérie, et cela en dehors de toute constitution arthritique. Ces eaux sont calmantes par elles-mêmes, et cette propriété leur est inhérente, en dehors de toute action spéciale au rhumatisme ou à la goutte.

Les faits à l'appui de cette assertion sont fort nombreux, nous pourrions en citer un très grand nombre fort probants pour des cliniciens; nous nous bornerons à citer le fait suivant, aussi brièvement que possible.

A la suite de grands chagrins, une de nos clientes, qui n'a jamais eu dans sa jeunesse d'accidents nerveux bien sérieux, perd l'appétit, ne dort plus, a une excitation telle qu'elle remue sans cesse bras et jambes, même au repos, et elle marche jusqu'à ce que la fatigue la force à se coucher ; elle parle sans cesse avec une rapidité maladive, les yeux n'ont pas un instant de fixité, et, même pendant la nuit, elle ne peut fermer les paupières. A cet état fort pénible vient s'ajouter une salivation perpétuelle très abondante, des vomissements alimentaires et muqueux qui durent pendant deux mois, des palpitations du cœur, même au repos, très douloureuses : la moyenne du pouls, au repos, est de 150 par minute.

Le corps thyroïde est nomal, aucune trace d'exophthalmie : cet état si pénible, malgré tout ce que nous avons pu faire, malgré les conseils du Dr Hallopeau, dure depuis quatre mois.

Après une cure à Bourbon-Lancy qui se prolonge pendant deux mois, la malade a retrouvé un grand bien-être ; il n'y a plus de salivation, plus de vomissements, l'appétit est très bon, le pouls a 90 au repos, 112 après les repas, en résumé, à peu de chose près, la guérison.

Nous sommes donc en droit de conclure que l'eau de Bourbon est sédative, non seulement comme eau minérale anti-arthritique, mais par elle-même, dans les cas de névrose, même grave.

Les eaux de Bourbon-Lancy sont reconstituantes et toniques à un titre inférieur aux chlorurées fortes, telles que Bourbonne-les-Bains, Salins et Salis de Béarn, mais leur action est supérieure aux eaux de Luxeuil, de Plombières et de Néris. L'action reconstituante et tonique des eaux de Bourbon n'a guère attiré l'attention des médecins anciens, nous pouvons même, à quelques exceptions près, ajouter des médecins modernes. Nous ne connaissons, en effet, que deux médecins modernes qui aient sérieusement étudié cette propriété : le Dr Tellier et H. Guéneau de Mussy, qui a bien voulu nous engager à entreprendre la mission de faire connaître Bourbon-Lancy pour lequel il professe une grande estime ; l'action tonique des eaux de Bourbon nous a été affirmée verbalement par le Dr Merle, qui est resté médecin-inspecteur à Bourbon pendant près de 40 ans, mais il a cru qu'il était de son devoir de ne rien écrire de ce qu'il avait vu et contrôlé pendant un si long espace de temps.

Exagérant les propriétés reconstituantes de nos eaux, plusieurs médecins et, à leur tête, le Dr Rotureau, les conseillent dans le cas de tuberculose osseuse ou pulmonaire : le Dr Rotureau affirme que leur efficacité est très remarquable, lorsqu'elles sont appliquées intus et extra, dans les affections du système articulaire ou osseux, lorsque ces lésions proviennent du vice scrofuleux. Notre expérience, à

ce point de vue, est fort limitée, nous avons constaté,
dans un grand nombre de cas, un relèvement rapide
des forces, mais nous n'avons pas vu ces élimina-
tions spontanées de séquestres, ces cicatrisations
rapides de trajets fistuleux dont nous a parlé le
Dr Merle, pas plus que les effets remarquables dans
la cure des plaies par armes à feu. A *priori*, cette
propriété des eaux peut exister à Bourbon, nous
attendons l'occasion d'en vérifier l'exactitude : nous
nous sommes promis de ne dire que ce que nous
avons vu et constaté, nous tiendrons parole. Voilà
pourquoi nous allons donner l'observation qu'on va
lire, qui s'est passée dans notre clientèle.

A la suite d'une consultation avec le Dr Adolphe
Richard, on avait proposé à la patiente, âgée de
28 ans, malade depuis 7 ans d'une arthrite suppurée du genou gauche, l'amputation de la cuisse
au tiers inférieur, à cause d'une toux inquiétante
qui durait depuis plusieurs mois sans signes évidents
d'induration du sommet du poumon : refus de la
malade qui se décide à aller à Bourbon-Lancy (juillet 1867). Mme X... fait quatre saisons consécutives
jusqu'en 1872. Aujourd'hui, 1891, non seulement la
malade a vu son genou se guérir par une ankylose
osseuse, mais la santé générale est devenue très
bonne et ses deux enfants, dont l'aîné a 24 ans, se
portent très bien.

Si nous n'avons pas à enregistrer un grand nombre

de faits cliniques pour démontrer l'action curative
du nos eaux contre les localisations tuberculeuses
du système osseux, nous avons tout au moins les
preuves les plus certaines des bons effets qu'elles
produisent contre les diverses manifestations du
lymphatisme : les malades affaiblis, anémiés, les
femmes chlorotiques, les enfants dont les selles
sont facilement diarrhéiques, dont les ganglions sont
tuméfiés, trouveront dans l'action reconstituante
de ces eaux un arrêt de dépérissement dans leur
constitution. C'est pourquoi le Dr H. de Mussy voulait
faire de Bourbon-Lancy une station d'hiver, en faisant
couvrir la grande cour de l'établissement pour y
soigner, en toute saison, les enfants des goutteux et
des rhumatisants : ces enfants, pâles, chétifs, dont le
développement physique est arrêté, trouveront dans
ces eaux thermales une vie nouvelle et un souve-
rain remède contre leur constitution lymphatique.

A la suite de l'opinion si ferme d'un médecin aussi
compétent, qu'il nous soit permis de citer un des
derniers faits de guérison obtenue à Bourbon ; c'est
l'observation d'un petit garçon de 6 ans dont la
santé fort délicate nous avait été confiée et dont
notre excellent collègue et ami, le Dr Jules Simon,
avait la haute direction. Ce fait sera la confirmation
de l'action tonique des eaux de Bourbon-Lancy.

Le petit malade, fils d'un père goutteux et d'une
mère rhumatisante, a eu, pendant l'allaitement, qui

a duré 19 mois, malgré l'excellence de sa nourrice, des vomissements et de la diarrhée presque en permanence, et plusieurs attaques convulsives; au sevrage, les mêmes accidents se reproduisent plusieurs fois, et plusieurs fois l'enfant a été à deux doigts de la mort. Tout l'arsenal thérapeutique a été employé; trois saisons au bord de la mer ont été sans résultat sur la diarrhée qui revient sans cesse, et sur l'assimilation qui ne se fait pas. Le petit garçon a six ans, avec un développement pareil à celui d'un enfant de trois ans; tous les ganglions sont engorgés : au cou, dans les aisselles, aux plis des aines; l'enfant, très affaibli, ne peut pas pas se tenir debout : c'est dans cet état de dépérissement qu'il nous arrive à la station. Le lait, la viande crue et deux saisons, de deux mois chacune, passées à Bourbon, ont merveilleusement amendé cette pauvre constitution : aujourd'hui, l'enfant a neuf ans, nous ne dirons pas qu'il est fort et vigoureux, mais il digère bien; la diarrhée chronique n'a plus reparu, il n'y a plus d'hypertrophie des ganglions et l'enfant a fini par obtenir un développement physique en rapport avec celui de son âge.

Nous avons choisi dans nos notes un des cas les plus graves de lymphatisme avec arrêt de développement, pour mettre en évidence les effets toniques et reconstituants de nos eaux thermales.

Ces eaux possèdent, à un titre égal aux chlorurées

fortes, une qualité très précieuse, c'est une action résolutive qui s'exerce dans beaucoup de cas d'une manière trop rapide, pour ne pas admettre que cette propriété leur soit inhérente ; on en trouvera les preuves les plus convaincantes dans les chapitres que nous consacrerons aux arthrites congestives, aux fongosités synoviales et surtout aux localisations sur le tissu fibreux. Cette action résolutive s'exerce sur les séreuses comme sur les tissus fibreux d'une manière régulière et continue, subissant rarement des temps d'arrêt, suivant l'état du tissu de nouvelle formation et surtout d'après leur date d'évolution : on serait presque en droit de dire que l'action résolutive des eaux de Bourbon est proportionnelle à la longueur de temps que les lésions ont mis à se produire. C'est ainsi que dans les arthrites chroniques qui durent depuis deux ou trois ans, il faut trois ou quatre saisons thermales pour en obtenir la régression d'abord et, plus tard, la disparition complète ; il en est de même des rétractions tendineuses, des lésions des gaines et des aponévroses qui sont de date ancienne. La résolution est lente à se produire, mais lorsque ce travail de régression est assez avancé, les mouvements reviennent dans les articulations qui paraissaient être soudées par des ankyloses osseuses, tant il était difficile de constater la plus légère mobilité dans ces jointures.

Nous avons entendu, à deux reprises différentes,

des malades, porteurs d'arthrite fibreuse, se conso-
lant entre eux et traduisant exactement ce que nous
venons de dire : il ne faut pas se désoler, c'est ainsi
que cela se passe, les jointures ne remuent pas plus
que si elles étaient en pierre de taille et puis, un
beau jour, elles se lâchent et l'on finit par pouvoir
s'en servir. Cette manière imagée d'expliquer la
nature résolutive de ces eaux est vraie et ressort de
l'observation exacte des malades.

Si l'action résolutive est lente à se produire dans
les lésions anciennes, il n'en est pas de même dans
les maladies récentes : on est parfois agréablement
surpris par la rapidité de la résolution dans certaines
lésions des séreuses et dans certaines variétés d'arthrite, que nous décrirons dans un chapitre spécial
sous la dénomination d'arthrite avec périostite, dont
nous avons vu quelques cas dans les deux dernières
saisons de 1889 et 1890. Dans ces arthropathies
périostiques, l'action résolutive s'exerce très vite, et
après huit ou dix jours, les malades qui ne pouvaient se servir de leurs membres marchent sans
aucune peine. Nous avons constaté la même rapidité d'action sur les séreuses articulaires avec épanchement traumatique ou blennorrhagique, et nous
ajouterons, sur l'endocarde : ce dernier résultat a
une grande importance pour nous qui avons entrepris de prouver le possibilité de la cure des lésions
orificielles du cœur par un traitement thermal.

En raison de l'importance du résultat, nous allons résumer, en quelques mots, l'observation d'une malade que nous avons eu à traiter pendant la saison dernière.

Madame X... est une cliente commune à mon excellent collègue et ami, le docteur Raffinesque, et à celui qui écrit cette étude sur les eaux de Bourbon. En février 1890, la malade est prise, pendant la nuit, d'accès de suffocation qui menacent sa vie à bref délai. Elle venait d'être prise d'emblée par une endocardite sur l'orifice aortique, avec de véritables accès d'orthopnée. A une première visite, nous constatons un véritable état d'asphyxie des extrémités : pouls petit, irrégulier à 148, aucune matité dans la région du cœur, mais un bruit de souffle au premier temps, maximum à la base, avec prolongement sous la clavicule droite ; dyspnée très intense, nécessitant des efforts considérables de la part de la malade qui parvient avec beaucoup de peine à faire arriver un peu d'air dans la poitrine ; sueurs profuses à la face et sur tout le corps. Un traitement énergique est institué et, dès le lendemain, la malade est plus calme et peut respirer ; après quinze jours de repos au lit, la malade se lève, ayant encore de l'albumine dans les urines et tous les signes sthétoscopiques d'une lésion aortique qui s'organisait. Au mois de juillet de la même année, on constate, d'une manière évidente, un rétrécissement

De l'Arthritisme.   5

de l'orifice aortique avec insuffisance. Mon collègue la décide avec peine à partir pour Bourbon-
Lancy, où nous la soumettons à un traitement très
léger au début, plus intense vers la fin de la cure.

Cette malade qui, en arrivant à la station, ne
pouvait pas marcher sans avoir des accès de
suffocation, même sur un plan horizontal, dont les
urines émises par 24 heures n'étaient que de 600 gr.
avec 2^{gr} d'albumine, dont le foie était gros et douloureux à la pression, avec les signes physiques les
plus évidents d'un rétrécissement de l'orifice aortique avec insuffisance, a vu sa santé s'améliorer, au
point qu'après une saison de 25 jours à Bourbon,
elle a repris sa vie ordinaire, monte des étages sans
aucune gêne de la respiration, et à l'auscultation la
plus minutieuse, nous ne trouvons plus trace des
graves accidents que nous avons eu à conjurer au
mois de février dernier.

Voilà un heureux résultat de l'action résolutive
de nos eaux qui ont, dans une cure de 25 jours,
obtenu la régression d'une lésion aortique qui, en
s'organisant, aurait certainement compromis la vie
de cette malade.

Nous ne doutons pas que cette action résolutive
des eaux ne s'exerce tout autant par l'eau administrée en boisson, à dose variable, suivant l'effet à
obtenir, que par le traitement externe qui comprend
les moyens si variés : bains, douches, étuve locale

et générale, et cela à toute température de 12° à 55°.

Pour pouvoir obtenir les effets résolutifs dont nous venons de parler, avec une échelle de tempépérature si variée et surtout si élevée, il faut être assuré de ne pas déterminer des accidents ; c'est bien dans ce cas que le médecin ne doit pas oublier ce principe de toute pratique balnéaire : *primum non nocere*.

A côté de l'action résolutive manifeste de nos eaux, nous avons constaté une autre qualité aussi précieuse que la première, c'est l'action décongestive ou, si l'on aime mieux, l'action anti-congestive. Les eaux chlorurées de Bourbon, employées à des températures élevées, 45° et 48°, ne congestionnent pas le malade et les examens répétés que nous avons faits nous en fournissent de nombreuses preuves. En dehors d'une coloration un peu plus vive de la face, en dehors de quelques pulsations que nous avons comptées en plus de l'état normal, nous n'avons jamais eu à constater ni douleurs de tête, ni vertige, ni accès de fièvre avec courbature générale ; la fièvre des eaux, quoiqu'elle ait été décrite par un médecin, le Dr Sordes, qui a exercé la médecine à Bourbon pendant une ou deux saisons, se manifeste très rarement, nous dirons même qu'elle ne se manifeste jamais, tout au moins avec l'appareil de symptômes sérieux que ce médecin veut bien nous décrire : pesanteur de tête, vertiges, nausées, vomissements, douleur vive à l'épigastre, fièvre intense, etc., etc.

Depuis que nous étudions l'action résolutive des eaux de Bourbon, nous n'avons rien vu de semblable, et nous répétons, sans crainte d'être contredit par personne : la fièvre des eaux n'existe pas à Bourbon-Lancy, à moins qu'on ne veuille décorer de ce nom pompeux cette fatigue générale qui accompagne tout traitement sérieux. Nous serons bien plus près de la vérité en disant qu'on peut, si l'on sait diriger une cure thermale, faire supporter au malade un traitement très énergique, en graduant ces moyens curatifs, sans être obligé de prescrire un seul jour de repos pour cause de fatigue maladive.

Nous avions donc raison de dire que l'administration des eaux de Bourbon donnait une telle sécurité au médecin qui doit diriger un traitement, que celui-ci avait presque le droit et quelquefois le devoir d'être téméraire dans l'emploi de ses moyens d'action, sans avoir à faire courir aucun danger à ses malades. Cette sécurité, ou mieux cette innocuité dans le traitement, nous la devons en partie à la sédation produite par nos eaux en même temps qu'à leur action décongestive. Voilà ce qui résulte de l'étude attentive des faits que nous observons depuis huit années, et pendant ces huit saisons, en dehors d'une syncope, sans aucune gravité, survenue chez une jeune fille, pendant une étuve

en caisse, nous n'avons eu à constater aucun accident parmi les malades qui nous ont confié la
direction de leur cure ; qu'on nous cite les stations
qui pourraient certifier une pareille assertion parmi
celles, arsenicales. ou sulfureuses, qui ont le plus
de prétentions à la guérison du rhumatisme.

Il résulte de l'étude consciencieuse que nous
venons de faire que les eaux chlorurées sodiques
d'intensité moyenne, que possède la station thermale de Bourbon-Lancy, ont des propriétés générales manifestes, et que leur mode d'action peut se
résumer ainsi :

Action sédative et calmante ;

Action tonique et reconstituante ;

Action résolutive ;

Action décongestive.

Ces données de physiologie générale étant posées,
il nous reste à étudier les effets de nos eaux minérales, prises en boisson, et d'en déduire l'action
propre aux principales fonctions dans l'organisme
humain.

Nous étudierons successivement, mais aussi
brièvement que possible, l'action de l'eau minérale
sur l'estomac, sur l'intestin, sur la circulation
générale, sur les reins et la vessie, leur action sur
le système nerveux central, et enfin sur les muqueuses et sur la peau.

ACTION SUR L'ESTOMAC

De tout temps, à Bourbon-Lancy, on n'a bu de
l'eau minérale que celle de deux sources, la *Reine*
et celle de la source *Descure* ou source *Cardinal* :
nous avons fait comme nos devanciers, dont nous
comprenons ce choix exclusif, et nous allons étudier
l'action de l'eau de la *Reine* sur l'estomac en état
de vacuité et en pleine fonction de digestion.

L'eau de la *Reine* est claire, limpide, n'a aucun
goût désagréable, et, malgré ou plutôt à cause de
sa haute thermalité, s'avale facilement (49 degrés 8).
Elle ne provoque aucune sensation de brûlure, ni
dans la gorge, ni dans l'estomac, mais quelques
instants après son ingestion, le malade à jeun
éprouve au creux épigastrique une agréable sensation de chaleur qui se répand bientôt à la peau ;
le front se couvre d'une légère moiteur, surtout si
l'exercice vient légèrement accélérer la circulation ;
mais on ne ressent aucune lourdeur de tête, aucun
vertige, aucun signe de congestion vers le cerveau.
La tolérance de la part de l'estomac à jeun est

complète, c'est à peine s'il survient quelques
légères éructations qui sont causées par l'action de
l'eau thermale sur les fibres lisses de l'estomac
qui se contractent, légèrement excitées par la
température élevée de l'eau et par sa composition
chimique.

Cette facilité d'action contractile sur les fibres
lisses est très utile à connaître et a de très heureuses
indications thérapeutiques, dans les cas de dilatation
de l'estomac ; cet état atonique des parois gastriques
se trouve souvent lié à une forme de dyspepsie que
nous étudierons plus loin, dyspepsie fréquente chez
les arthritiques et qui, pour nous, qui en avons
fait une étude toute spéciale à Bourbon, est la
première des étapes que parcourent les malades
avant d'arriver à l'entérite chronique rhumatismale,
autrement dit au rhumatisme intestinal.

Pour nous, cette action stimulante est très précieuse, et elle nous rend bien compte des heureux
effets produits par l'eau de la *Reine* dans les dyspepsies atoniques avec dilatation de l'estomac.

La tolérance de l'estomac à vide, pour de l'eau de
la *Reine*, est très grande, et l'on peut sans inconvé-
nient en boire une grande quantité, six et huit
verres, sans en être incommodé d'aucune façon.
Notre opioion sur cette question de dose est formelle, et le nombre de malades qui, d'après nos
conseils, en ont pris et bien digéré six à huit verres

par jour est assez considérable, même dans les cas
de dilatation gastrique, parce que la digestibilité
de cette eau est très grande et sa résorption très
rapide; aussi, dans aucune des expériences que
nous avons faites, n'avons-nous jamais pu constater
le clapotement gastrique, quinze ou vingt minutes
après l'ingestion de deux verres d'eau minérale bus
coup sur coup.

Nous avons donc le droit de conclure que la
tolérance de l'estomac pour l'eau de la *Reine* est
très grande, que la digestion en est très rapide,
toutes propriétés qui nous rendront de grands services chez les rhumatisants qui fabriquent en excès
de l'acide urique et des urates de soude, et surtout
chez les cardiaques dont les fonctions rénales sont
si souvent perverties.

Cette faculté de stimulation gastrique que nous
avons constatée à l'état de vacuité devient bien plus
manifeste, lorsqu'on boit un ou deux verres d'eau
minérale en pleine action digestive de l'estomac.
L'eau de la *Reine*, bue deux ou trois heures après
un repas, est aussi bien supportée qu'à l'état de
vacuité, la sensation de chaleur épigastrique est
moins marquée, il n'y a aucune pesanteur de l'estomac, et quelques minutes après l'ingestion de l'eau,
il se fait une série d'éructations très faciles, peu
abondantes chez ceux dont l'estomac est sain, très
nombreuses et très prolongées dans les dyspepsies

atoniques et flatulentes. Cette expulsion de gaz de décomposition soulage le malade, le sentiment de plénitude et de pesanteur qu'il éprouvait disparaît comme par enchantement au bout de fort peu de temps ; la digestion, qui semblait s'arrêter, devient plus active et finit dans la limite du temps normal à toute digestion gastrique. Comme conséquence de cette action stimulante et digestive de la *Reine*, il faut prescrire aux dyspeptiques avec atonie gastrique, comme à tous ceux dont la première digestion, longue et pénible, s'accompagne d'une grande production de gaz, de boire, après chaque repas, un ou deux verres d'eau minérale chaude. Il faut, pour en obtenir le maximun d'action, savoir déterminer le moment précis où il faut boire l'eau de la *Reine* ; en étudiant avec soin tous les phéno-mènes qui se passent dans la digestion de l'estomac malade, on arrive facilement à fixer ce moment, variable suivant les formes de dyspepsie.

Voici ce que l'observation nous enseigne dans la forme atonique, ce n'est que trois heures après les repas que se manifeste la pesanteur de l'estomac, la sensation de pavé qu'accuse le malade, c'est ce moment qu'il faut choisir pour administrer l'eau minérale et ne pas craindre d'en prescrire un second verre une heure après le premier. On trouvera même de grands avantages à généraliser cette pratique et à prescrire à tous les rhumatisants dont la digestion

est pénible, de boire de l'eau de la *Reine* après les
repas, surtout au moment de se coucher ; ce verre
d'eau leur assurera une nuit tranquille, bien plus
sûrement qu'une dose de chloral ou de bromure de
potassium.

C'est surtout dans les dyspepsies avec production
de gaz que l'eau de la *Reine* rendra les plus grands
services aux malades : avec l'expulsion de gaz que
produit en abondance leur estomac malade, avec la
pesanteur et le ballonnement gastrique, ils verront
disparaître ces montées de sang vers la face qui
sont une grande fatigue pour eux et rendent impra-
ticables un grand nombre d'habitudes sociales : le
séjour dans un espace clos leur est défendu, aller
au théâtre devient une charge au dessus de leurs
forces, l'air et la marche seuls peuvent calmer cette
action réflexe congestive qui leur fait croire à chaque
instant qu'ils vont être frappés d'une attaque d'apoplexie. Non seulement la haute thermalité de l'eau
de la *Reine* n'augmente pas cette action réflexe,
d'origine gastrique, mais elle la modèrera jusqu'au
jour où elle cessera complètement par la régularisation de la première digestion.

Il est un autre mode d'action de l'eau de la *Reine*
qui s'exerce sur les estomacs nerveux aussi sûrement que la stimulation dans les formes atoniques et
flatulentes ; c'est la faculté qu'elle possède de calmer
les contractions trop énergiques de l'estomac et

d'apaiser très rapidement les besoins incessants
de manger que l'on constate dans tous les cas de
boulimie ; ces deux états gastriques, gastralgie et
boulimie, qui alternent parfois chez le même malade,
font que, dans le premier cas, il ne digère rien
sans vives souffrances, et dans le second, l'estomac
demande sans cesse des aliments qu'il digère avec
une rapidité maladive ; ces deux états, qui paraissent
opposés, sont produits par une même cause, une
innervation irrégulière de l'estomac que l'eau minérale, sagement administrée, guérit sûrement, par sa
thermalité, son action sédative et par l'aide qu'elle
fournit à l'estomac par sa composition chimique.

Il est une autre propriété, celle-là très importante
dans ses applications médicales, que nos devanciers dans l'étude des eaux de Bourbon pouvaient
soupçonner comme médecins, mais dont la preuve
ne pouvait pas être faite parceque les recherches
sur le chimisme stomacal n'étaient pas assez
avancées.

Ce n'est que de nos jours que plusieurs médecins, à l'aide d'études très bien faites sur le rôle de
l'acide chlorhydrique libre ou combiné aux acides
organiques, ont pu établir des données certaines
sur ce point. Tous les médecins connaissent le rôle
de l'acide chlorhydrique pendant la digestion gastrique, mais il n'était pas facile de l'isoler de ses
combinaisons multiples, et encore moins facile de

délimiter son action dans les différentes formes de dyspepsie.

Ayant à soigner à Bourbon-Lancy presque exclusivement des arthritiques, chez lesquels on observe souvent des phénomènes qui appartiennent à la dyspepsie atonique ou torpide, autrement dit à la dyspepsie par anacidité gastrique, nous avons voulu connaître le coefficient de l'acidité gastrique dans la généralité des cas.

Nous avons mis en pratique la méthode préconisée par MM. Mathieu et Rémond, qui ne comporte que des opérations chimiques élémentaires, et nous sommes arrivé aux conclusions suivantes :

Dans la dyspepsie atonique, l'acide chlorhydrique libre n'existe pas ; dans l'état de vacuité gastrique, la minime quantité qui peut exister s'évapore pendant les expériences ; cette dose à peine appréciable, représentée par A, retranchée de l'acidité totale du suc gastrique représentée par A., donne un produit P, qui est la vraie puissance digestive de l'estomac, puissance surtout influencée par les combinaisons chlorhydropeptiques ; ce facteur important est donc composé de deux éléments, l'acide libre et l'acide en combinaisons organiques.

Nous avons répété la même expérience sur le suc gastrique, pris dans l'estomac, après avoir fait prendre un verre d'eau de la *Reine*, et cela vingt minutes après l'ingestion de l'eau minérale. L'acide chlorhydrique, que nous n'avions trouvé qu'à dose infinitésimale dans les premières expériences, se trouvait comme chiffre, au dessus de la moyenne, et l'acidité totale en combinaisons organiques, presque doublée dans sa quantité.

Nous sommes donc autorisé à conclure qu'une eau chlorurée sodique, de moyenne intensité, comme celle de Bourbon-Lancy, source de la *Reine*, augmente dans de notables proportions P, puissance digestive du suc gastrique, et fournit à l'action des deux éléments dont se compose cette force.

La conséquence clinique est d'une déduction forcée et nous fait comprendre l'action si rapide de l'eau de la *Reine* sur la digestion gastrique, dans la dyspepsie atonique par anacidité gastrique ; c'est pourquoi, après une ou deux semaines de traitement, le rôle de médecin à Bourbon se borne à empêcher ses malades de satisfaire leur appétit, qui se développe outre mesure.

L'action de l'eau de la *Reine* s'exerce tout aussi bien en pleine activité de digestion, ce qui nous rend compte de la sensation de bien-être qu'éprouvent les dyspeptiques après avoir bu un ou deux verres d'eau de la *Reine*, trois ou quatre heures après les repas.

Voilà ce que nous avons tenu à bien établir, relativement à la double action sédative et stimu·

lante de l'eau de la *Reine* sur l'estomac perturbé
dans ses fonctions et dans ses parois affaiblies.
Comme dernière conséquence, nous dirons P, qui
représente la mesure du travail utile de l'estomac,
est accru dans de notables proportions par l'ad-
jonctions des chlorures que contient l'eau minérale
de la *Reine*; cette dernière conclusion, appuyée
sur la clinique et sur la chimie organique, est
grosse de conséquences pratiques, et ceux de nos
collègues qui s'occupent des maladies de l'estomac
voudront bien s'en souvenir dans l'intérêt de leurs
arthritiques malades.

ACTION INTESTINALE

Plusieurs médecins ont voulu établir que l'eau de la *Reine*, et surtout l'eau de la source *Descure*, étaient des eaux purgatives ; le Dr Tellier et, plus près de nous, M. le Dr Sorde, se sont faits les défenseurs de cette propriété attribuée à ces deux sources. Cette opinion a peut-être été établie par les écrits de Mme de Sévigné, qui disait dans une de ses lettres : « Je bois une grande quantité de ces eaux, on les rend par tous les bouts. »

Nous reconnaissons à l'auteur de ces lettres de grandes qualités de style, mais de faibles connaissances physiologiques, surtout à l'époque où écrivait cet auteur. Un des médecins précités a établi une distinction fort subtile en affirmant « que ces eaux déterminent de la constipation si l'on en use au moment où existe un état diarrhéique, et purgent ceux qui sont constipés ». Nous sommes forcé d'avouer, malgré les études que nous avons faites sur l'action physiologique de ces deux sources, que nous n'avons jamais pu trouver à leurs eaux un mode d'action aussi intelligent que rare.

Dans le cours normal d'un traitement interne et externe, on ne constate pas ce qu'on est convenu

d'appeler des effets purgatifs. Comme tous nos
devanciers, nous avons prescrit à ceux de nos
malades qui étaient en état de constipation, quatre
et cinq verres d'eau, par jour, de la source *Descure*,
qui, jusqu'à ce jour, était considérée comme ayant
des effets plus énergiques que l'eau de la *Reine*,
et nous devons avouer que nous n'avons jamais vu
se produire ces effets tant désirés. Pendant les deux
saisons de 88 et 89, nous avons constaté de petites
épidémies de diarrhée que les buveurs se hâtaient
de mettre sur le compte des eaux, ce qui était une
erreur. La cause de ces troubles de l'intestin rési-
dait tout entière dans des erreurs alimentaires, et
du jour où nous avons pu régler les menus de la
table d'hôte, en excluant les glaces et les poissons
de mer, trop longtemps conservés sous la glace
avant d'arriver à la station, il n'y a plus eu d'épidémie parmi nos baigneurs rhumatisants.

Ajoutons qu'il est bien heureux que ces vertus
purgatives des eaux n'existent pas ; comment s'y
prendrait le médecin pour soigner et guérir à Bourbon les nombreux cas de diarrhée chronique qui
nous viennent de Wiesbaden ou de Plombières ?
Dans le traitement de l'entérite diarrhéique, il suffit de savoir graduer les doses de l'eau de la *Reine*,
pour voir la tolérance s'établir, et constater bientôt
la disparition des selles liquides qui précèdent la
guérison de cette maladie.

Ce que nous affirmons est tellement vrai, qu'il ressort, de la pratique de tous les jours, que, loin d'être purgatives, nos eaux en boissons, en bains, en douches, et surtout en étuves, provoquent des effets absolument contraires, et que le médecin qui a souci du fonctionnement régulier de tous les organes est dans la nécessité presque quotidienne d'administrer à ses malades une petite dose de sel purgatif.

Nos eaux sont assez riches en effets curatifs, ne leur donnons pas des qualités qu'elles n'ont pas en propre, et ayons le courage de dire que nos eaux ne sont pas purgatives, pour que les malades qui ont besoin d'aller à des eaux laxatives, pour y retrouver la santé, ne viennent pas à Bourbon-Lancy.

Comment agissent nos eaux dans la cure des différentes maladies de l'intestin et, parmi elles, placé au premier rang, citons le rhumatisme intestinal qui comprend : l'atonie intestinale, l'entérite congestive, les névralgies de l'intestin et les diarrhées chroniques.

Nous ne pouvons pas, comme dans les troubles gastriques, nous appuyer sur des résultats analytiques et nous n'aimons pas le champ des hypotèses ; l'observation exacte des malades nous fournit la seule preuve certaine.

L'action sédative par l'eau en boisson et en bains nous rendra compte de la guérison des névralgies

intestinales ; l'action sur les fibres lisses des parois
de l'intestin nous expliquera les heureux effets
obtenus dans les entérites congestives avec constipation, la contractilité que nous avons constatée
dans l'estomac dilaté, se retrouve avec tous ses
heureux effets sur l'intestin atonique.

Les cas de diarrhée chronique se guérissent si
bien à Bourbon, qu'à l'exemple du Dr Rérolle, on
serait tenté d'invoquer une action toute spéciale de
nos eaux ; ce raisonnement est plutôt une affirmation
fournie par la pratique médicale, qu'une preuve
scientifique ; et pourtant nous ne rentrerons guère
plus dans le giron de la science, en disant que
l'action tonique et reconstituante de ces eaux modifie
la sécrétion des glandes intestinales, décongès-
tionne la muqueuse, et que les contractions irrégulières des anses intestinales s'apaisent sous l'influence de l'action sédative, exercée sur le système
nerveux ganglionnaire.

Comme nous le confessions un peu plus haut,
sachons convenir que la raison première de ces
heureux résultats nous échappe, et bornons notre
science à cette affirmation, d'ailleurs pleine de
consolation pour les malades : les diarrhées chroniques se guérissent toutes à Bourbon-Lancy, lorsque le malade obéissant veut bien suivre un régime
approprié et consacrer un temps suffisant à la cure
de cette longue et terrible maladie.

ACTION SUR LA CIRCULATION

Malgré l'importance de l'étude de nos eaux, au point de vue de leur action sur le cœur et sur la circulation générale, nous serons brefs, et cela par la plus simple des raisons, c'est que l'action directe est négative, pour ainsi dire : nos eaux se comportent dans leur action sur le nombre, l'amplitude des pulsations, et sur le rythme cardiaque, comme le ferait l'eau ordinaire, employée à des températures normales. L'eau prise en boisson, comme le bain à 35°, augmente le battement du cœur de huit ou dix pulsations à la minute, sans impulsion violente, avec un pouls un peu plus plein, mais sans aucune dureté.

Il n'en est pas ainsi lorsqu'on soumet un malade à une haute température, comme nous sommes obligé de le faire dans les formes chroniques du rhumatisme fibreux, par des douches ou des étuves, dont la température monte jusqu'à 46° et 48° ; dans ces conditions le pouls bat de 112 à 116 à la minute, il est plus large, plus plein, le choc de la

pointe du cœur est plus énergique, et à la rougeur
de la face s'ajoute parfois un léger sentiment de
lourdeur à la tête. Cet état de la circulation ne se
produit qu'au bout de huit à douze minutes d'étuve
et, à ce moment, une abondante sudation vient porter un remède efficace à cette exubérance du pouls ;
la détente se produit très-vite, la coloration de la
face, inondée de sueur, disparaît ; le pouls ne donne
plus que 96 ou 100 pulsations à la minute, et le
malade jouit d'un très grand bien-être vers la fin
de l'étuve.

La conséquence à tirer de ces données physiologiques, c'est qu'il ne faut jamais prescrire des
douches à température élevée, encore moins des
étuves, aux rhumatisants dont le cœur et les artères
ne sont pas dans leur intégrité physiologique absolue, et cela sous peine d'accident.

Cette excitation de la circulation ne dure guère
que quelques minutes, et nous ne l'avons jamais
vue se continuer pendant la période de sudation
que nous imposons à tous nos rhumatisants, dont
la durée varie de 30 à 60 minutes, suivant les cas :
il nous est arrivé de constater plusieurs fois, pendant la période sudorale, un très grand ralentissement du pouls, après une sudation profuse ; dans
deux circonstances semblables, nous avons constaté
46 pulsations dans un cas d'arthrite chronique et
48 dans un cas de rhumatisme fibreux généralisé.

Considérant qu'il est du devoir du médecin de se rendre un compte exact des effets produits par un traitement intensif, nous avons pris l'habitude de visiter nos malades pendant leur sudation, au moins tout au début de la cure; c'est le seul moyen de bien étudier son malade et d'apprendre tout le parti qu'on peut tirer d'une cure thermale.

ACTION SUR LES REINS

En étudiant l'action des eaux de Bourbon sur l'estomac, nous avons établi que l'eau de la *Reine* était bien tolérée et que l'assimilation se faisait facilement, même en présence d'un volume d'eau minérale considérable : l'élimination de l'eau, prise à la dose de 8 et 10 verres par 24 heures, se fait avec une facilité et une promptitude en tout comparables à la facilité avec laquelle l'estomac la tolère.

Les portes de l'élimination sont représentées par les poumons, qui en rejettent par la respiration une minime partie ; par la peau, dont les fonctions, activées par un traitement externe, en éliminent une large part ; et enfin par les reins, dont nous allons étudier les fonctions.

Chez les rhumatisants en traitement, les reins éliminent la plus grande partie de l'eau absorbée ; cette rapidité d'élimination a été constatée par tous les médecins et par tous les malades. Il résulte, de tous les documents que nous avons parcourus et de l'observation journalière des faits, que l'action stimulante de nos eaux sur les fonctions des reins est très intense; leur action diurétique est admise et démontrée depuis plusieurs siècles, et Henri IV aurait pu dire des eaux de Bourbon qu'il connaissait bien, ce qu'il disait du vin de Montmartre : « *qui en boit une pinte en pisse quatre.* »

Mais il ne suffit pas de dire que nos eaux sont diurétiques, même très diurétiques; il appartient au médecin de fixer le coefficient de cette propriété et de savoir, par des analyses bien faites, sur quels éléments constitutifs s'exerce cette faculté d'élimination.

Pour résoudre la première partie du problème, il faut au médecin une grande patience et une grande autorité sur ses malades, pour pouvoir obtenir d'eux une aide dont il a absolument besoin. Tous les médecins qui exercent, dans les stations minérales comme dans la pratique civile, savent combien il est difficile d'obtenir des malades des renseignements précis sur la question de savoir la quantité d'urine émise par 24 heures. Nous avons trouvé à Bourbon une grande bienveillance, dont nous remercions nos baigneurs, parce qu'ils nous ont permis de résoudre une question utile à la science et à eux-mêmes.

Voici les résultats moyens auxquels nous sommes arrivé, et que nous donnons sous forme de conclusion.

L'eau de la *Reine*, prise en boisson et à jeun, a la dose de trois verres par jour, en dehors de tout traitement externe, donne par 24 heures, en poids, un peu moins du double de la quantité d'urine émise à l'état physiologique. 1.400 à 1.500 gr. au lieu de 800 à 900 par 24 heures.

Lorsque, aux trois verres d'eau, on ajoute des bains, des douches, le massage sous l'eau, les étuves exceptées, la quantité d'urine émise par 24 heures est portée au dessus du double, de 1.000 gr. à 2.100 g., de 900 à 2.000. Ce résultat est constant dans tous les cas que nous avons examinés.

La proportion est bien supérieure aux données précédentes dans les lésions orificielles du cœur que nous avons eues à diriger; nous avons toujours trouvé que l'action diurétique et la quantité par 24 heures étaient plus considérables dans les cas de rétrécissement mitral que dans les lésions aortiques, rétrécissement avec ou sans insuffisance. Les malades porteurs d'un rétrécissement mitral, de 6 à 700 gr. d'urine par 24 heures, arrivaient facilement, après une ou deux semaines de traitement, à sécréter 2.500 à 3.000 gr. d'urine très limpide, lorsque les lésions aortiques fournissaient à peine le double de la quantité physiologique.

L'observation attentive des faits nous a donné les résultats que nous venons de faire connaître, ils sont vrais, étant le produit direct et sans parti pris d'une étude poursuivie avec la volonté bien arrêtée d'apprendre.

La différence notable que nous avons signalée entre les différentes localisations des lésions du cœur, relativement à l'action diurétique de l'eau en boisson, nous a quelque peu surpris, sachant par expérience que la diurèse, à Bourbon, s'obtient d'autant plus facilement que le sujet sur lequel on expérimente est, au moment de l'examen, en puissance de localisations rhumatismales multiples. L'explication de ce fait réside peut-être tout entier dans la facilité et l'importance des phénomènes congestifs, que l'on observe si souvent dans les rétrécissements de l'orifice mitral ; la localisation de ces congestions dans le foie ou dans les reins qui en sont le siège de prédilection, détermine des arrêts des produits de secrétion, perturbés ou diminués dans de larges proportions, et contre lequel s'exerce très facilement l'action diurétique de nos eaux chlorurées sodiques.

Il nous est donc permis de conclure que l'action des eaux de Bourbon sur les reins produit une diurèse considérable qui acquiert son maximum d'intensité lorsque, à l'action de l'eau, on joint un traitement externe.

Il est une autre propriété des eaux, qu'il nous faut étudier avec soin, qui exige des connaissances spéciales et de nombreuses expériences d'analyse, c'est la faculté grande que possède l'eau de la Reine d'éliminer l'acide urique et les urates de soude chez les goutteux et les rhumatisants.

Cette propriété de l'eau de la Reine est inscrite dans tous les documents que nous possédons ; tous les médecins se sont plu à vanter ses bienfaits et sa réputation plus que séculaire contre la gravelle rouge ; chez les arthritiques, cette faculté trouve souvent à s'exercer à Bourbon, car les goutteux et les rhumatisants, à quelques exceptions près, fabriquent à l'envi des sables uriques.

En raison de l'action diurétique des eaux, le lavage des reins se fait avec une grande facilité, d'une manière régulière, continue, et, propriété inestimable, l'élimination des produits uriques s'obtient sans coliques néphrétiques. Les accès de colique néphrétique sont inconnus à Bourbon, nous n'avons jamais eu à en constater pendant, ni après la cure : l'explication de ce fait est bien simple, étant donné un cas de gravelle, si vous donnez au malade une eau minérale, dont l'action sur les fibres lisses des reins soit trop intense, la contractilité des conduits, par où doivent s'écouler les sables et les graviers, étant multipliée par 1 ou 3, l'expulsion trop rapide devient la cause immédiate d'une colique néphrétique ; la porte est trop exiguë, et cela d'autant plus qu'à la force d'expulsion se joint un état spasmodique des parois qui emprisonnent momentanément le gravier, et procurent au patient une attaque qui dure plusieurs jours, avec des douleurs intolérables : c'est ce qui a lieu quelquefois à Vichy, beaucoup plus souvent à Contrexéville, et cela pour une double raison : la contractilité développée par ces eaux, qui est trop intense, et la nature particu· lière des graviers qu'on veut faire éliminer. Contrexéville, à juste titre, réclame la gravelle blanche dont les cristaux à facettes pointues de phosphate ammoniaco-magnésien déchirent d'autant plus facilement les tissus que la force d'expulsion est plus considérable.

. Avec l'eau de la *Reine* nous ne constatons pas ces tempêtes, et l'expulsion se fait sans aucune souffrance pour les gravelles uriques.

Pour déterminer la propriété expulsive de nos eaux et l'importance quantitative de cette action, nous avons eu recours à des analyses comparatives, faites à l'état de santé, en dehors de toute localisation goutteuse ou rhumatismale, et pendant divers états pathologiques.

Récusant notre compétence dans ces questions si délicates, nous avons eu recours au distingué et savant préparateur de chimie de la Faculté de Lyon, M. Lavocat, dont le laboratoire pour les analyses de chimie industrielle a une réputation si bien méritée. Ce chimiste a bien voulu suivre cette double indication, et cela d'autant plus facilement que,

sujet arthritique et graveleux, il s'intéressait dou-
blement à cette question.

Voici le résumé des conclusions auxquelles nous
sommes arrivés, après un nombre considérable
d'analyses faites aussi exactement qu'on peut le
désirer.

Tout rhumatisant ou goutteux, en dehors de
toute localisation de cette diathèse, en état de santé
ordinaire, élimine, par l'ingestion de quatre verres
d'eau de la *Reine*, prise à jeun, une quantité d'acide
urique, libre ou en combinaison, représentée par
dix, quinze, maximum dix-huit centigrammes, au
dessus de sa moyenne physiologique.

2° Tout rhumatisant, en présence d'une ou de
plusieurs localisations, tous les goutteux, en convalescence d'un accès aigu qui a laissé des traces de
son passage, éliminent en moyenne de 50 à 80 centigrammes d'acide urique, par 24 heures, au dessus de la moyenne physiologique.

Ajoutons que tous les chiffres forts, 0 gr. 80 et
1 gr. 10, que nous avons constatés, appartiennent
exclusivement à la goutte. Deux analyses d'urine,
provenant d'un rétrécissement de l'orifice mitral et
d'un rétrécissement de l'orifice aortique, ont donné :
la première 0, 42, la seconde 0, 54 ; cette dernière
malade avait eu, deux mois avant l'analyse, un accès
de coliques néphrétiques.

Il résulte, en outre, de l'examen comparatif de

ces nombreuses analyses que la puissance d'élimination de l'acide urique et de ses composés est due à l'action seule de l'eau de la *Reine*, et non au traitement externe : la douche localisée dans la gravelle urique n'augmente pas dans des proportions notables la quantité émise dans les 24 heures, mais en revanche elle peut déterminer parfois une attaque de colique néphrétique.

L'action des eaux de Bourbon, en boisson et en bain, donne d'heureux résultats dans certaines maladies vésicales, les névralgies rhumatismales, les cystites du col et du bas-fond de la vessie y sont heureusement amendées.

Un des premiers effets du traitement, qu'il est facile de constater, et cela dès la première moitié de la cure, c'est une diminution très marquée du nombre des émissions : ce besoin continuel d'uriner qui tourmente tous ceux qui ont une névralgie du col ou de la cystite disparaît pendant le traitement ; cet heureux résultat trouve son explication dans la puissance diurétique de l'eau et dans son action vraiment spéciale contre les névralgies d'origine rhumatismale.

Nous avons donné des soins, pendant la dernière saison, à une malade atteinte d'urticaire chronique depuis quatre ans, et dont les poussées éruptives alternaient avec des accès extrèmement douloureux de névralgie du col : tout avait été fait par le

Dr Besnier et par nous : deux saisons prolongées à Bourbon-Lancy ont fait disparaître complètement la névralgie du col et très amendé les éruptions ortiées.

Une cure à Bourbon rendra de grands services aux malades qui ont des localisations rhumatismales de la vessie, névralgie ou cystite : le ténesme vésical disparaît bien vite et les malades retrouvent le sommeil qu'ils ne connaissaient plus.

Nous passerons sous silence les autres maladies de la vessie, n'ayant aucune expérience pratique personnelle sur l'action de nos eaux contre les affections catarrhales, les varices du col et les diverses localisations de l'hypertrophie prostatique.

Il est pourtant très scientifique d'admettre que ces diverses variétés de maladies de la vessie se trouveraient très bien d'une cure à Bourbon, si le médecin, par l'étude des antécédents, peut les considérer comme faisant partie intégrante de la diathèse arthritique. Tous les médecins qui se sont spécialement voués à l'étude des maladies des voies urinaires savent, mieux que nous, combien est grand le nombre d'arthritiques qui ont des localisations de nature rhumatismale sur le col vésical, sur la prostate comme sur le réseau veineux qui l'enveloppe ; il n'est pas rare de trouver des signes évidents de poussées congestives dans toute la

portion prostatique de l'urèthre, ce qui détermine
assez souvent des hémorrhagies qui surviennent
spontanément ou, ce qui est beaucoup plus fréquent, de légères taches de sang provoquées par le
cathétérisme, pratiqué avec la plus extrème dou-
ceur. Dans le plus grand nombre de cas, tous ces
prostatiques ont eu des attaques hémorrhoïdaires,
et souvent il en existe encore au moment même
où les diamètres exagérées de la prostate vont per-
turber les fonctions vésicales.

Nous nous contenterons pour finir, de résumer
l'action de nos eaux minérales sur l'appareil vésico-
urinaire :

Action diurétique manifeste.

Action d'élimination démontrée, sans crainte de
coliques néphrétiques.

Sédation des localisations rhumatismales de la
vessie.

ACTION PHYSIOLOGIQUE

SUR LA PEAU ET LES MUQUEUSES

L'action physiologique des eaux de Bourbon sur les muqueuses et sur la peau est représentée par une quantité négative : nous voulons dire par là que l'eau employée sous toutes les formes : bains, douches, étuves, ne détermine aucun phénomène digne d'être noté ; le traitement, interne et externe, ne provoque aucune irritation, aucune rougeur, aucune éruption ; l'eau est douce et onctueuse, et son emploi très agréable ; la grande quantité de mousses et de conferves d'un beau vert émeraude qu'elle fait vivre dans les puits d'où elle sort lui donnent ces propriétés et rendent le bain très agréable.

L'eau de Bourbon ne possède aucune action nocive sur les téguments, et pourtant ses effets sont puissants lorsqu'il s'agit du traitement des herpétides, dont la caractéristique est un état trophique des papilles nerveuses de la peau, qui se traduit, pour les rhumatisants par une démangeaison, un prurit insupportable.

Dans ces·éruptions rhumatismales si variées de forme, plus fixes comme siège, la sédation du prurit est manifeste ; cette action est si rapide, si évidente, qu'on peut même dire que le traitement servira de pierre de touche au médecin qui doute de la nature de l'éruption qu'il a à combattre. Nous n'en voulons pour preuve que le nombre d'érythèmes, d'eczémas, d'urticaires, de zonas, d'intertrigos, d'herpès que nous avons eu à soigner et vus se guérir. Aussi, sans crainte d'être démenti par la pratique, nous dirons : toutes les éruptions de la peau et des muqueuses, de nature rhumatismale, se guérissent à Bourbon-Lancy ; si, après un traitement bien dirigé, la guérison ne survient pas, c'est que, par une erreur de diagnostic, l'éruption a été placée à tort dans la grande classe des arthritides.

Nous espérons, dans le chapitre que nous consacrerons à l'étude de ces éruptions, faire partager la même conviction scientifique à ceux de nos collègues qu'une conclusion aussi ferme pourrait effrayer, car il n'est pas admissible qu'une eau thermale soit si efficace contre les diverses manifestations de l'arthritisme, et qu'on lui dénie toute action dans des manifestations localisées aux muqueuses et à la peau.

De l'Arthritisme. 7

ARTHRITISME

De tout temps, la maladie dans laquelle les articulations ont été atteintes s'est appelée arthritisme,
et au premier rang, on a placé la goutte et le rhumatisme qui ont été tantôt séparés, tantôt confondus
dans un seul et même état morbide. C'est là l'opinion de notre ancien collègue et ami, le Dr Lancereau, aujourd'hui grand maître dans l'art de guérir.
Pour le médecin de la Pitié, la goutte ne constitue
pas une entité morbide et doit rentrer dans la
grande série qui commence à la migraine et finit par
des états dysthrophiques des principaux organes :
le cœur avec ses insuffisances et ses altérations
graisseuses, le rein avec ses néphrites artérielles et
l'urémie, le cerveau avec ses hémorrhagies et son
ramollissement, lésions qui constituent ce qu'on
appelle la goutte remontée ; manifestations graves
par leurs conséquences, sous la dépendance de l'artério-sclérose. Le Dr Lancereau réserve la dénomination d'arthritisme à la fièvre rhumatismale,

avec toutes ses complications, et tout ce qu'il est
convenu de désigner sous la dénomination d'arthritisme, doit rentrer dans l'herpétisme décrit par ce
médecin.

Pour Gintrac, l'arthritisme ne désigne que la
goutte ; pour Bazin, il est appliqué à un état constitutionnel dans lequel sont confondus la goutte et le
rhumatisme, qu'il considère comme deux variétés
d'une même maladie, et Pidoux, comme deux
branches d'un même tronc.

Avant Bazin, Chomel et Grisolle avaient admis
l'identité de la goutte et du rhumatisme, et Requin
et Pidoux acceptaient cette identité. Ce serait sortir
de notre sujet que de suivre l'étude de l'arthritisme
dans les différentes formes que Bazin et ses élèves
ont si bien décrites et d'analyser les longs travaux
qui ont présidé à la classification des arthritides.
Notre rôle est plus modeste ; s'il nous fallait prendre
parti pour ou contre l'identité de la goutte et du
rhumatisme, à l'exemple de notre regretté maître en
médecine, le Dr Bouley, dont la vaste érudition et
l'esprit médical étaient sans conteste acceptés par
tous, nous inscririons le nom de l'élève à côté de
celui du maître, et nous dirions : on est goutteux
ou rhumatisant, ne souscrivant en aucune façon à
ces formes hybrides qui doivent servir de trait
d'union entre la goutte et le rhumatisme. Notre
opinion est fondée sur une expérience déjà longue,

acquise par la pratique médicale et, jusqu'à ce jour, nous n'avons pas pu ou su trouver ces transformations morbides s'effectuant tout d'un coup ou par gradations successives, qui font qu'un goutteux devient rhumatisant; nous osons ajouter : pour le médecin qui a pu suivre ses malades pendant une période de temps assez longue, ces transformations si discutées sont souvent des erreurs de doctrine ; pour ces médecins, le rhumatisme noueux est bien du rhumatisme et non de la goutte asthénique. S'il restait un doute dans l'esprit du médecin, qu'il considère la valeur scientifique des arguments fournis par H. Guéneau de Mussy, l'importance des travaux de Garrod sur la goutte, et il conclura avec nous que le rhumatisme et la goutte constituent deux maladies distinctes.

Laissons de côté cette grosse question de doctrine médicale pour contrôler les résultats du traitement thermal, et étudions l'action des eaux chlorurées de Bourbon-Lancy sur le rhumatisant et sur le goutteux réunis un instant.

L'opinion la plus généralement acceptée est qu'une eau thermale agit sur l'arthritisme, principalement par sa température, fort peu par sa composition chimique.

Si ce mode d'action était aussi vrai qu'il est accepté par la plus grande partie du corps médical, les eaux de Bourbon seraient les meilleures et les plus réputées parmi les eaux minérales qui existent, elles ne laissent rien à désirer, puisque leur thermalité moyenne est de 56°, et le *Lymbe*, qui est la source la plus abondante que possède la station, a 61° de température au fond du puits d'où elle émerge.

Sans aucun doute, la température de l'eau a une très grande importance dans le traitement de l'arthritisme ; c'est au médecin qui dirige une cure à savoir graduer cette propriété de l'eau minérale, à ne pas oublier que les températures élevées offrent des dangers réels et nécessitent une intégrité de fonctions et d'organes qu'on trouve rarement dans la pratique balnéaire. Quel que soit le talent, quelle que soit la grande habitude du médecin pour établir un diagnostic exact, il est utile de ne pas oublier qu'il peut exister une lésion dans le myocarde ou dans la paroi d'une artère profonde, auquel cas l'application d'une température élevée aurait les conséquences les plus graves.

Sans invoquer l'existence d'une lésion artérielle, il est une prédisposition, inhérente à la gouttte et au rhumatisme, qui oblige le médecin d'une station thermale à la plus extrême prudence ; tout médecin a déjà pensé à cette facilité avec laquelle les arthritiques ont des poussées congestives, cérébrales ou pulmonaires : cette faculté de réaction a été très bien étudiée par le Dr Sénac, qui l'a décrite comme une entité morbide, sous le nom de diathèse congestive.

Tout en acceptant la grande valeur thérapeutique de notre eau minérale, c'est avec la plus grande prudence, et en ménageant avec sagesse les transitions que nous prescrivons de hautes thermalités (45 degrés maximum). A ces températures élevées qui ne sont appliquées à Bourbon que dans des formes chroniques et bien déterminées, nous faisons succéder une séance de sudation à laquelle nous attachons une grande importance, les téguments constituant avec les reins les deux principales portes d'élimination contre la surcharge d'acide urique et des urates que contient le liquide de l'organisme.

A Bourbon-Lancy, la sudation, difficile à obtenir dans les premiers jours, ne tarde pas à s'établir, et alors elle devient très abondante, même à la température moyenne de 39 à 40 degrés que nous dépassons rarement. C'est avec un grand sentiment de bien-être que nos arthritiques acceptent cette séance de sudation, pendant laquelle le pouls reste calme, régulier, et, en dépit de la sueur qui les inonde, trouvent dans le sommeil une atténuation à la fatigue produite par le traitement. Il aurait été intéressant de pouvoir doser la quantité de liquide produite pendant une séance de sudation; les moyens qu'il aurait fallu employer auraient mis un obstacle aux bons effets produits par cette opération, nous nous sommes abstenu, nous bornant à constater la quantité d'une manière approximative et sa réaction très franchement acide.

Aux ressources que nous trouvons à Bourbon dans l'emploi raisonné de la thermalité des sudations, il faut ajouter l'action diurétique qui est très grande. Les nombreuses analyses que nous avons citées plus haut, les chiffres que nous avons donnés prouvent jusqu'à l'évidence combien est considérable la puissance diurétique de la *Reine*. Nous n'avons pas besoin d'insister longuement sur cette action diurétique si précieuse, tous les médecins savent qu'elle est riche de conséquences pratiques et qu'elle représente un agent modificateur très puissant contre l'arthritisme.

Enfin, nous avons un dernier moyen d'action contre cet état constitutionnel et contre ces différentes modifications morbides, c'est la composition chimique de l'eau avec tous ses éléments minéraux. Parmi les substances que contiennent les eaux de Bourbon, nous signalerons le chlorure de sodium, le manganèse, l'arsenic et la lithine sous forme de carbonate, qui représentent les agents actifs, dont les éléments sont si heureusement combinés qu'ils répondent aux nombreuses indications que le médecin a à remplir dans les localisations multiples de la goutte et du rhumatisme.

A ces derniers moyens d'action contre l'arthritisme, avons-nous le droit d'ajouter l'action vraiment sédative des eaux de Bourbon sur les centres nerveux? Oui, si l'on admet, avec Hegmann, que les arthropathies sont considérées comme des troubles trophiques, d'origine spinale ; avec Fronep et Canatate qui les considèrent comme une névrose provoquée par l'action du froid sur les extrémités périphériques nerveuses.

Après avoir étudié cet état particulier de l'organisme appelé arthritis, nous allons décrire séparément les deux groupes de maladies qui le constituent, la goutte et le rhumatisme.

DE LA GOUTTE ET DES MALADIES
GOUTTEUSES

QU'ON PEUT SOIGNER A BOURBON-LANCY

La dénomination de goutte, appliquée à cette
forme de l'arthritis, est très ancienne ; c'est Radulfe
qui, en 1270, lui donna ce nom qu'il est bon de
conserver, comme le disait Trousseau, parce qu'il
ne préjuge rien quant à la nature de cette maladie.

Fixer les caractères propres de la diathèse goutteuse, énumérer les principales localisations sur les
tissus pour assurer le diagnostic, et enfin étudier
avec soin les moyens d'action que nous offre la
station thermale de Bourbon, tel est le plan que
nous allons suivre pour la goutte comme pour le
rhumatisme.

CARACTÈRES PROPRES A LA GOUTTE

N'ayant pas à faire un traité doctrinal, et sans
prendre part aux longues discussions qui ont eu
lieu, pendant plusieurs siècles, entre les humoristes

et les solidistes, nous chercherons les caractères
propres à la goutte dans les conclusions de Garod
et, plus près de nous, dans les travaux de Fontaine,
qui nous paraissent le plus près de la vérité.

Dans la goutte, dit Garod, l'acide urique, sous
forme d'urate de soude, existe en proportion anormale dans le sang pendant et avant l'accès de
la goutte : cet excès d'acide urique est nécessaire à
la production de l'accès, quoiqu'il soit démontré
que la présence de cet excès d'acide urique puisse
exister dans le sang, sans qu'on voie éclater un
accès de goutte ; le saturnisme en fournit la preuve.

La présence des cristaux d'urate de soude dans
les ligaments, dans les cartilages, dans les franges
synoviales, dans les reins, en un mot dans presque
tous les tissus, est le caractère constant de la phlegmasie goutteuse. L'altération du sang produite par
cet excès d'urate de soude est la cause directe des
états morbides qui précèdent ou suivent les accès ;
d'où il suit que toutes les causes qui augmenteront
cette formation d'urate ou son accumulation dans
l'organisme seront les vraies causes efficientes de
la diathèse, avec celles qui tendent à diminuer l'al-
calinité du sang et s'opposent à l'élimination par la
peau et par les reins des produits uriques.

C'est à Garod que revient l'honneur d'avoir établi
ce caractère constant de la goutte et d'avoir créé
son anatomie pathologique.

En dehors des concrétions qui se forment dans lés jointures ou dans les tissus péri-articulaires, il faut ajouter celles qui siègent sur les oreilles, et les dépôts calcaires et uratiques qu'on a trouvés dans presque tout les organes, les paupières (Fontaine), les ailes du nez (Bacher), dans les parois des veines et dans l'épaisseur des filets nerveux (van der Kolk), dans les cellules cartilagineuses et dans le névrilème (Charcot et Cornil).

A ces faits constants, ajoutons la prédisposition franchement héréditaire de la goutte, sa transmission plus fréquente par le père que par la mère, toutes les variétés de siège et de forme que présente cette maladie dans ce qu'on appelle la goutte larvée, et le médecin trouvera les éléments d'un diagnostic assuré.

Citons pour mémoire les différentes formes de goutte qu'il nous sera utile de connaître, au point de vue du traitement thermal.

La goutte est normale lorsqu'elle frappe les articulations seules.

La goutte est anormale ou irrégulière lorsqu'elle frappe un viscère.

La goutte est compliquée lorsque, ayant élu domicile sur une ou plusieurs jointures, elle s'accompagne d'une néphrite ou d'une endocardite.

Enfin, les formes larvées qui causent si facilement des erreurs de diagnostic.

Ces formes de goutte sont connues de tous les médecins, mais pour celui qui doit surveiller la cure d'un goutteux, il lui faut surtout bien connaître les types principaux qu'affecte la diathèse goutteuse. De l'étude sérieuse de ses formes, il ressortira des indications précises sur la direction à donner aux malades, tout aussi bien que sur le choix d'une station thermale.

1° La goutte franche, avec réaction vive, la goutte des riches, comme dit Sydenham, implique une constitution vigoureuse et sanguine : si ces goutteux sont exposés à des vertiges, à des congestions cérébrales, ils ont en leur faveur l'assurance d'une goutte régulière qui se complique rarement.

2° La forme bilieuse entraîne avec elle des troubles gastriques, des congestions hépatiques, des hémorrhoïdes, des troubles et des lésions des reins qu'on peut prévenir.

3° La goutte nerveuse a des gastralgies, des névralgies intestinales en même temps que des localisations articulaires; facilement asthmatiques, ces malades ont très souvent la santé perturbée par des troubles fonctionnels du côté du cœur.

4° Dans la goutte molle, goutte lymphatique, toutes les localisations sont peu intenses, peu variables, avec prédominance gastrique.

Dans la forme franche et aiguë de la goutte, le traitement thermal ne doit jamais intervenir; le malade appartient à la médecine classique; tandis que, dans la forme chronique, la cure thermale peut rendre de grands services, non pendant l'accès, mais dans l'interrègne des accès, contre la sensibilité des articulations qui sont restées douloureuses, raides dans leurs mouvements, empâtées, surchargées parfois, mais assez rarement, de tophus qui peuvent arriver à suppuration et laisser une cicatrice apparente. C'est dans ce moment qu'une cure thermale peut rendre les plus grands services au malade et l'arrêter sur la route de l'infirmité, suite fatale de la cachexie goutteuse qui l'envahit; et par cachexie goutteuse, il faut entendre cet état de dépérissement de l'organisme, cet affaiblissement des fonctions, principalement de la nutrition, qu'accompagnent presque toujours des lésions graves du cœur, des artères ou des centres nerveux.

Ces considérations générales et très pratiques exposées, énumérons brièvement les diverses localisations de la goutte sur les viscères.

Dans la goutte compliquée, nous trouvons des troubles fonctionnels et plus tard des lésions du rein, la lithiase rénale avec toutes ses conséquences, la périnéphrite du parenchyme avec infarctus urique; dans le foie, les congestions et la sclérose; dans le système artériel et veineux, les atéromes qui préparent les attaques d'apoplexie, les varices, les phlébites, la dégénérescence graisseuse du cœur, et enfin les lésions du cerveau et de la moelle épinière.

Ajoutons à cette triste nomenclature tous les phénomènes de métastase de la goutte anormale qui fait naître des gastralgies, des dysenteries goutteuses, des cardialgies, des accès d'asthme, comme nous en avons en ce moment un exemple chez un de nos malades qui, au cinquième et sixième jour d'un accès de goutte aiguë sur le gros orteil gauche, toujours le même, est pris d'un accès de suffocation violente qui se termine comme l'asthme humide, par une abondante expectoration de crachats visqueux, et tout rentre dans l'ordre après douze ou quinze heures de souffrance.

Du côté du cœur, des palpitations, des angines de poitrine, des vertiges, du délire ou du coma comme action cérébrale; voilà le vrai type de la goutte métastatique grave; et Musgrave traduisait fort bien cet état toujours dangereux en disant : « La vraie goutte est celle dont on est malade, la goutte anormale est celle dont on meurt. »

Du côté de l'estomac, on note, dans une grande proportion, le tiers des malades environ, une forme de dyspepsie flatulente, avec tous ses troubles fonctionnels que l'on constate avant comme après l'accès de goutte.

Dans les intestins, le médecin trouvera deux formes principales de goutte; les coliques goutteuses, qui ne sont qu'une névralgie de l'intestin, avec rétraction des parois ou météorisme abdominal, et la phlegmasie de l'intestin qui n'est qu'une entérite représentant la dysenterie goutteuse de Barthez. Par deux fois, nous l'avons constatée chez le malade dont nous venons de parler plus haut, déterminée par l'administration des pilules Lartigues, qu'un de ses amis goutteux lui avait recommandées, et, par deux fois, nous avons assisté à une super-purgation, à forme cholérique, révulsion énergique qui empêcha l'accès d'asthme, mais faillit emporter le malade.

De nombreux auteurs ont décrit du côté du foie des phlegmasies aiguës et des troubles fonctionnels fréquents : comme le fait observer un des plus érudits des professeurs de la Faculté de Paris, M. le Dr Jaccoud, ces troubles hépatiques cachent souvent des lésions développées sous l'influence de l'alcool, de la syphilis, parfois elles sont causées par le calomel, dont abusent les médecins anglais (Braun).

Quoi qu'il en soit, ces troubles des fonctions du foie doivent être assez fréquents, puisque, en consultant les notes médicales que nous avons soin de conserver depuis de longues années, nous trouvons sept observations de congestions hépatiques, certainement d'origine arthritique ; reprenant ces observations une à une, nous devons signaler que ce qui nous a le plus frappé, dans les mesures que

nous avons prises sur le volume du foie, c'est la
rapidité avec laquelle se produisait cette augmentation du volume dans tous ses diamètres, qui
diminuait aussi rapidement qu'elle s'était produite,
et cela quatre fois sur sept, dans l'espace de deux
visites faites à vingt-quatre heures d'intervalle.
Cette constatation a été faite à plusieurs reprises
sur le même malade, et chaque nouvelle poussée
congestive était l'avant-coureur d'une nouvelle
localisation de la goutte, diarrhée arthritique avec
fièvre, trois fois, et nous avons constaté dans
deux autres cas une localisation de phlébite sur la
saphène interne.

Encore aujourd'hui, nous avons à donner des soins
à un goutteux héréditaire qui, dans une année, a eu
cinq poussées congestives du foie, suivies d'entérite
fébrile, avec diarrhée dysentérique, et dont le foie
est en ce moment le siège évident d'un cirrhose,
qui va nécessiter une série de ponctions, et probablement emporter le malade dans un temps relativement court ; et pourtant ce malade avait fait deux
saisons, à une station sulfurée très à la mode aujour-
d'hui, que nous n'avions pas approuvées par crainte
d'accidents congestifs qui se manifestaient, en effet,
huit jours après la dernière saison faite en 1889.

On ne doit pas oublier les palpitations, les dys-
pnées cardiaques de la métastase goutteuse, ni, ce
qui est plus fréquent et plus grave, les athéromes

artériels qui, en modifiant la nutrition du muscle cardiaque, préparent la dégénérescence graisseuse, acceptée par tous les médecins, les syncopes cardiaques mortelles et les attaques d'angor pectoris par lésion athéromateuse des coronaires.

Sur les artères, citons les incrustations, les athéromes, l'artérite chronique, cause directe de gangrène.

En résumé, toutes les fonctions peuvent être perturbées sous l'influence de la goutte et les tissus peuvent devenir le siège de lésions graves.

Dans les diverses formes d'éruptions cutanées, acné, prurigo, eczéma, on peut parfois trouver la nature goutteuse de ces localisations, et constater, par l'analyse, la présence de l'urate de soude dans l'épaisseur des tissus, juste à la place où doit se faire la plaque éruptive. Cette preuve nous a été fournie, cette année, chez un de nos clients venu à Bourbon-Lancy pour se soigner des douleurs gastralgiques et de névralgie sur le col de la vessie, qui avaient précédé une éruption d'eczéma prurigineux sur les deux avant-bras et sur les jambes, éruption que nous pensions être de nature arthritique, malgré l'opinion de notre excellent maître E. Besnier.

Ce malade avait remarqué que les téguments des avant-bras, quelques jours avant la poussée éruptive, présentaient, sous la couche épidermique, de petits graviers blancs sales, comparables à de petits grains de semoule : à l'aide d'une légère pression produite par les ongles des pouces juxtaposés, nous avons pu recueillir une douzaine de ces granulations ; l'analyse a fourni les résultats suivants : sel calcique, en minime quantité, urate de soude, en majeure partie.

Du côté des organes génitaux urinaires, la congestion rénale, la gravelle urique, les névralgies vésicales et les calculs vésicaux : chez la femme, les congestions dans les annexes utérins et les troubles dysménorrhéiques, signalés par le professeur Jaccoud.

La goutte comme le rhumatisme fournit, quoique à un moindre degré, des iritis, des ophthalmies, et en même temps que des dépôts uratiques sur le pavillon des oreilles, des lésions profondes assez fréquentes dans l'oreille moyenne et interne, ce qui explique la fréquence de la surdité dans la goutte chronique.

DU TRAITEMENT DE LA GOUTTE

Avant de traiter la question si difficile, si pleine
de périls, d'une cure thermale appliquée aux localisations goutteuses, qu'il nous soit permis de faire
une profession de foi médicale qui, je l'espère, ne
sera pas trouvée déplacée par ceux de nos collègues
qui nous connaissent Ils sont convaincus par avance
que, dans cette étude écrite sans aucune pensée qui
ne soit avouable à tous les points de vue, nous
n'avons été guidé, dans nos conclusions, que par
l'amour de la pratique de la médecine et le désir
d'être utile aux malades qui souffrent.

D'aucuns trouveront que nous n'avons pas l'autorité nécessaire, n'ayant pas été placé par le con-
cours à la tête d'un service hospitalier, si ce n'est
qu'à titre d'interne ; mais, en revanche, nous sommes
depuis de longues années en possession d'une clientèle riche et fort nombreuse, ce qui nous a permis
d'étudier la goutte et le rhumatisme avec autant,
sinon avec plus de fruit que dans un hôpital de
Paris ; nous avons eu pour notre instruction le

grand nombre d'années pendant lesquelles il nous
a été donné de suivre la maladie et de la voir se
dérouler avec toutes ses variétés et ses complications. On conviendra avec nous que c'est d'une
grande importance, lorsqu'il s'agit d'une diathèse
qui a un développement si lent, puisqu'on vient
au monde avec la tare goutteuse ou rhumatismale
qui vous poursuit jusqu'à la mort et le plus souvent
la détermine.

Ajoutons que c'est avec un véritable sentiment
de crainte que nous avons conseillé une cure thermale dans les cas de goutte principalement, à cause
de la mobilité de ces manifestations et de la facilité
avec laquelle surviennent les accidents congestifs
de cette diathèse.

Ce langage paraîtra peut-être bien extraordinaire,
tenu par un médecin qui s'est donné, à la fin de sa
carrière, la tâche de faire connaître une station
thermale, qui a pour but de soulager et souvent de
guérir des arthritiques ; cette opinion est dictée
par le désir de ne pas nuire que nous avons toujours
eu et que nous conserverons dans cette situation
nouvelle ; cette crainte salutaire sera une garantie
pour nos collègues et un certificat de prudence
vis-à-vis des malades.

Etudions maintenant les conditions dans lesquelles nous pouvons rendre des services dans les
différentes formes de goutte que nous avons décrites.

Dans la forme aiguë, franchement articulaire, régulièrement établie depuis de longues années, nous conseillons l'abstention pure et simple, pendant les accès, tout de suite après les accès, et même dans l'intervalle de ses manifestations articulaires qui n'ont jamais dévié : nous n'avons jamais conseillé une cure thermale à nos malades qui ont cette forme de goutte classique, ni à Vichy. ni à Carlsbad, Vals ou Pougues, ni à Bourbon-Lancy.

Le régime alimentaire, l'exercice physique et une hygiène sévère dans le choix des aliments, doivent suffire à l'atténuation des accès qui resteront francs et réguliers.

Dans la forme primitivement chronique, nous excluons toujours les eaux alcalines fortes, les sulfurées, comme les eaux chlorurées trop minéralisées.

Pour nous, l'idéal d'une station thermale, serait celle qui, en activant dans de justes proportions la combustion des substances azotées, empêcherait la production des urates et éliminerait, sans aucun danger pour le malade, l'excès de ces substances dans le sang ; cette station idéale est pour nous encore à trouver, aussi n'appelons-nous à Bourbon-Lancy que les formes suivantes de la goutte :

1° La forme bilieuse avec ses manifestations gastro-hépatiques.

2° Les goutteux nerveux, bien entendu en dehors

de leurs crises aiguës de gastralgie, d'entéralgie,
dont la santé en tout temps est fort précaire, mais
jamais menacée, comme dans la forme anormale ;

3° Bourbon-Lancy sera encore très utile aux goutteux lymphatiques, à manifestations d'intensité modérée, qui ont toujours un point faible, l'appareil
digestif.

Voyons comment notre eau chlorurée sodique
moyenne peut être utile :

1° A la forme bilieuse de la goutte.

2° A la forme névropathique,

3° A la forme lymphatique.

1° Nous n'avons jamais considéré une eau minérale, quelle qu'en soit la composition chimique,
comme une panacée universelle pouvant, par sa
seule action, remplir les nombreuses et difficiles
indications que le médecin constate dans les formes
de la goutte.

Dans la forme bilieuse que nous étudions, il y a
un caractère dominant dont le siège constant est
dans le foie ; les troubles fonctionnels qui surviennent se passent dans la glande hépatique, en
modifient la circulation, dénaturent sa sécrétion et,
consécutivement, retentissent sur l'estomac et sur
les intestins. La conséquence inévitable d'un pareil
état de choses est un détraquement permanent de
la santé de ces pauvres malades ; en outre des douleurs qu'ils éprouvent dans la région gastro-hépa-

tique, de la teinte subictérique de la face, des
troubles de la première et de la seconde digestion,
subissant le contre-coup inévitable de cet état mala-
dif, les forces diminuent, l'esprit du malade est
envahi par la tristesse et souvent il devient hypo-
condriaque.

Bourbon-Lancy, malgré l'excellence de l'eau de
la *Reine*, chlorurée et lithinée, ne peut pas, seul,
régler les fonctions du foie et de l'estomac; aussi
nous n'hésitons pas, pendant la cure thermale, à
avoir recours aux moyens dont se servait Fernel pour
les goutteux qu'il envoyait à Bourbon-Lancy.

Nous prescrivons, concurremment avec l'eau de
la *Reine*, une dose variable, suivant l'état du foie,
de bicarbonate de soude. Fernel au xviie siècle,
faisait venir de l'eau de Vichy, en faisait réchauffer
les bouteilles dans le puits de la *Reine* et l'admi-
nistrait à ces goutteux à forme hépatique : nous
faisons comme cet illustre médecin et nous en avons
retiré de très bons effets. Nous obtenons ainsi une
double action thérapeutique : les alcalins à faible
dose règlent les fonctions hépatiques, et l'eau de la
Reine, par ses propriétés diurétiques, élimine sans
danger l'excès d'acide urique et d'urates contenus
dans l'organisme.

Voulant nous rendre un compte plus exact du
traitement mixte, nous avons fait des analyses comparatives d'urine dans la goutte à forme bilieuse et

dans la goutte névropathique. L'examen des résultats prouve que l'élimination des substances incomplètement oxydées dans l'organisme se fait plus vite et plus complètement dans la forme hépatique que dans la forme nerveuse.

La moyenne de l'acide urique éliminé, par 24 heures, à doses égales de bicarbonate et d'eau de la *Reine*, qui n'était que de 33 centigr., était de 57 centigr. dans la forme hépatique ; dans deux cas, le total éliminé est allé jusqu'à 80 centigr., par 24 heures, au dessus de la moyenne physiologique.

Poussant plus loin nos recherches, nous avons voulu savoir, connaissant la quantité émise par 24 heures dans les derniers jours de la cure, si cette action de l'eau de la *Reine* n'était effective que pendant la cure thermale ou si elle persistait encore longtemps après. Pour vérifier cette hypothèse, dont on comprendra facilement toute l'importance, nous avons fait continuer ces mêmes analyses sur trois de nos malades habitant Passy et faisant partie de notre clientèle. Sur le premier, homme de 48 ans, très amélioré après sa saison à Bourbon, dont le faciès avait perdu la teinte subictérique, trois analyses, faites mensuellement, ont donné une quantité d'acide urique et d'urate de 15 centigr., au dessus de la moyenne physiologique ; à partir du quatrième mois, après des erreurs de régime, survient un accès de goutte articulaire, l'analyse suivante fournit un résultat mauvais, le bénéfice réel de la cure avait duré quatre mois.

Les deux autres malades, un homme de 65 ans et une femme de 52, avaient eu tous deux, le premier, une attaque de coliques hépatiques et deux attaques de coliques néphrétiques dans le cours de l'année 1887 qui avait précédé la cure à Bourbon ; la malade, Mme Y..., avait eu cinq petites coliques néphrétiques avec expulsion de gravier et de sables uriques en 1887 : pour ces deux malades, les résultats ont été plus consolants. Pendant six mois chez M. X..., et pendant neuf mois chez Mme Y..., les analyses ont été bonnes et la santé générale a été heureusement amendée.

Chez une autre de nos malades, 71 ans, dont les manifestations goutteuses étaient représentées par une éruption d'acné à la face, des varices avec une atteinte de phlébite, des congestions hépatiques assez souvent répétées, et surtout par des coliques néphrétiques qui revenaient tous les quinze ou vingt jours, en 1889, avec gravier urique et phosphatique ; les manifestations goutteuses n'ont plus reparu depuis près de deux ans, pas plus que les accès néphrétiques. Dans ce cas, les résultats des analyses ont toujours été satisfaisants ; on peut donc admettre que la modification de l'organisme a été plus profonde, que l'oxydation des matières azotées était plus complète, l'acide urique n'existant plus à des doses maladives.

Avons-nous le droit de conclure à une action si bienfaisante de l'eau de la *Reine*? Nous pensons être vrai en faisant une réponse affirmative; nous nous estimerons très heureux si, par cette étude faite avec le plus grand soin, nous arrivons à persuader au corps médical que l'eau de Bourbon-Lancy, sans être l'idéal cherché en thérapeutique hydro-minérale, peut dans certaines formes de goutte bien déterminées, non seulement débarrasser l'organisme des principes uratiques qu'il contient, mais, ce qui est plus précieux, arrêter, pour un temps assez long, la reproduction de ces mêmes principes dans le sang des goutteux; nous pouvons ajouter : l'emploi de ces eaux peut se faire en toute sécurité dans les différentes formes de goutte que nous étudions.

FORME NERVEUSE DE LA GOUTTE

Nous avons constaté la prédominance hépatique dans la précédente forme de la goutte; nous trouverons dans la forme névropathique la prédominance gastro-intestinale : toutes les localisations qu'on observe dans cette forme sont empreintes du caractère nerveux, ont la griffe névropathique, que ce soient des vertiges, des palpitations, de la dyspnée, des accès d'asthme, troubles fonctionnels, dans l'immense majorité des cas, *sine materia.*

Les localisations articulaires existent, mais elles sont rarement à l'état aigu et franc ; les jointures sont presques constamment sensibles, un peu raides et empâtées et, à tout instant, le patient se croit à la veille d'un accès de goutte aiguë qui n'arrive pas. Le plus souvent, les digestions se font assez bien, quoique parfois troublées par des crampes d'estomac ou par une violente attaque de gastralgie, et l'intestin, le plus souvent à l'état de constipation, est souvent le siège de douleurs névralgiques avec météroïsme abdominal.

Si la tristesse, la mélancolie sont l'apanage de la forme hépatique, la mobilité et l'irrésolution sont le caractère dominant de la forme névropathique. Le malade est constamment nerveux, irritable, mobile, souvent grognon pour son entourage, et pourtant les localisations articulaires sont loin d'être aussi douloureuses que dans la forme franche ; les jointures, à peine gonflées, sont le siège d'une inquiétude douloureuse dont la réaction excite le système nerveux : voilà, en quelques mots, l'aspect ordinaire que présente un goutteux névropathe.

Dans cette forme de goutte, la puissance éliminatrice des eaux de Bourbon, quoique très grande, reste dans une moyenne inférieure aux résultats que nous avons constatés dans la forme bilieuse ;

nous avons fait des analyses nombreuses dont nous
ne publierons pas les détails pour éviter toute répétition : qu'il nous suffise de savoir que le maximum
d'acide urique émis, par 24 heures, chez les névropathes goutteux, a été de 35 centig. au dessus de
la moyenne normale. Il nous faut pourtant faire
observer ce fait de physiologie pathologique bien
curieux, c'est que l'immunité acquise à la suite
d'une ou de deux saisons à Bourbon, dure plus
longtemps pour les névropathes que pour les bilieux
et les lymphatiques goutteux ; ce fait, tout extraordinaire qu'il paraisse, et dont les raisons ne nous
sont pas connues, scientifiquement parlant, est cor-
roboré par l'observation des malades pendant plusieurs années de suite. Si la lecture de nombreuses
observations, outre qu'elle rend une étude plus
longue, était plus intéressante pour le lecteur, nous
pourrions fournir la preuve de la vérité que nous
avançons : qu'il nous suffise de dire que le temps
moyen pendant lequel nos goutteux ont été à l'abri
de toute nouvelle localisation a été, pour tous, au
dessus d'une année, pour plusieurs de dix-huit
mois, et pour sept, de trois ans et au dessus, ce qui
constitue un fort beau résultat.

Les anciens médecins, comme nos contemporains,
ont donc raison lorsqu'ils conseillent aux goutteux
névropathes d'aller se soigner à Bourbon-Lancy ;
c'est pourquoi toutes les notices, toutes les études

qui ont été faites depuis le xiie siècle jusqu'à aujour-
d'hui portent toutes cette mention : « la goutte
nerveuse se trouve très bien de l'action des eaux de
Bourbon-Lancy, » et les raisons qu'on en donne
restent toujours vraies : la sédation produite par ses
eaux chlorurées moyennes et l'innocuité dans le traitement qu'on prescrit aux goutteux.

La pratique médicale à Bourbon prouve tous les
jours combien ce conseil est vrai et combien est
grand le service que la station peut rendre à ces
goutteux : nous ne citerons qu'un cas à l'appui de
cette vérité qui est de tradition à Bourbon-Lancy.
M. X..., 52 ans, goutteux héréditaire, a eu la première manifestation classique à 19 ans, la seconde
à 28 ans ; de 30 à 50 ans, M. X..., a eu des accès
courts, mais si rapprochés que la plus grande partie
de sa vie n'a été qu'une seule et même maladie. Les
accès, depuis cette époque, ont produit des méta-
stases sous deux formes principales : entéralgie très
douloureuse avec météorisme et crises de palpitations cardiaques avec oppression.

L'état, au début de la cure, est fort triste, aucune
douleur vive dans les pieds, mais faiblesse extrème
des jointures, empâtement général surtout autour
des malléoles ; mouvement de flexion ou d'extension
impossible par raideur et empâtement des tendons,
pas de tophus, pas de coliques néphrétiques depuis
cinq ans ; très amaigri, très nerveux, il passe les

nuits à se plaindre, il ne dort plus : léger état
catarrhal de la vessie, acide urique et urates au
dessus de la moyenne, dose faible pour un goutteux
déjà vieux dans la diathèse. C'est à peine s'il peut
faire 100 mètres avec des béquilles et de vives douleurs pendant la position verticale.

M. X... a fait deux saisons à Carlsbad, quatre
saisons à Vichy qui l'ont beaucoup affaibli, une saison à Plombières qui l'a beaucoup excité et où, dit
le malade, il n'a pas dormi pendant une seule nuit.

A Bourbon-Lancy, la cure a duré six semaines,
une légère atteinte d'entéralgie nous a fait perdre
quatre jours, mais, à part ce léger accident, la cure
a été bien supportée. Nous avons revu plusieurs fois
ce malade, en 1890 ; l'empâtement des malléoles
persiste encore, mais le malade marche pendant
deux heures sans trop de peine, à l'aide d'une canne
et, bien inestimable pour lui, il a trouvé le sommeil.

Une analyse faite dix mois après la cure à Bourbon a donné une bonne moyenne d'acide urique et
d'urates, encore un heureux résultat à l'acquit de
l'action sédative des eaux de Bourbon-Lancy.

GOUTTE LYMPHATIQUE

Les résultats pratiques obtenus dans la forme de
goutte lymphatique, goutte molle des anciens médecins, sont aussi probants en faveur de l'intervention

de nos eaux chlorurés que dans la forme névropathique ; dans cette forme de goutte, nous ne redou-
tons nullement l'usage des bains et des douches à
faible pression ; malgré l'opinion de l'un de nos
maîtres, professeur de la Faculté de Paris, nous
soumettons ces malades à ce mode de traitement,
d'une manière régulière et progressive, et nous en
avons obtenu de très beaux résultats, bien entendu
en dehors de toute imminence d'accès, lorsque,
après un examen très minutieux, nous avons la
conviction que le malade n'est pas en puissance de
goutte.

Dans cette forme, beaucoup mieux et plus facilement que dans les autres, nous avons constaté la
disparition de la douleur, de l'œdème péri-articulaire, des raideurs des tendons, les tissus ont retrouvé
une vitalité plus grande, et nous avons vu l'état
général du malade s'amender d'une très heureuse
façon : les digestions si pénibles et si laborieuses
chez ces goutteux s'exécutaient facilement et, avec
une assimilation meilleure, les forces revenaient
rapidement.

Nous sommes donc en droit de conclure que les
goutteux bilieux, les névropathes et les goutteux à
fibres molles, trouveront dans nos eaux une action
salutaire contre leurs manifestations locales et une
très grande amélioration de leur état général, et
cela sans aucun danger de rétrocession.

Comme à Wiesbaden, les eaux de Bourbon-Lancy, qu'on appelle, à juste titre, le Wiesbaden français, sont résolutives, sédatives, toniques, très diurétiques ; elles renferment de la lithine à l'état de carbonate et à l'état de chlorure, et une dose de chlorure de sodium suffisante pour qu'on doive les classer tout de suite après les eaux chlorurés fortes. Les résultats qu'on obtient ne peuvent que rendre à cette station l'éclat et la renommée qu'elle a eus pendant plusieurs siècles, ce qui arrivera infailliblement le jour où le corps médical français sera convaincu de l'efficacité et surtout de l'innocuité de ces eaux, ce qui est fort important, lorsqu'il s'agit du traitement thermal de la goutte.

DU RHUMATISME

Tous les anciens auteurs ont parlé du rhumatisme, parce qu'il a existé de tout temps, et pourtant plusieurs médecins ont proposé de supprimer
ce nom du langage scientifique, considérant cette
dénomination comme une expression banale.

Les premiers indices des divisions établies dans
cette diathèse se trouvent dans les plus anciens
auteurs, cités par van Swieten, mais il faut arriver
jusqu'à Baillou, qui, démembrant l'arthritis, consti-
tua ces deux grandes diathèses : la podagre et le
rhumatisme. Il était donné à un médecin français,
au docteur Bouillaud, de constituer une œuvre définitive ; embrassant dans son esprit la clinique,
l'anatomie pathologique, la doctrine inflammatoire
du rhumatisme, il en fit une unité dans la forme
aiguë. La tendance, de nos jours, est de réunir dans
un seul faisceau toutes les localisations que produit
la forme chronique du rhumatisme pour en constituer une unité désignée sous le nom d'herpétisme,

le Dr Lancereau est le promoteur de cette innova-
tion. Pour ce médecin, l'herpétisme est représenté
par un tronc prenant sa racine dans le système nerveux d'où partent toute une série de branches plus
ou moins malfaisantes. Les premières branches, des-
tinées à disparaître, sont représentées par les affections spasmodiques ou névralgiques : le prurit, la
migraine : par des troubles vaso-moteurs : fluxions
sanguines, épistaxis, hémorrhoïdes, hémoptysies,
purpura, urticaire, herpès, acnée, eczéma, lichen,
psoriasis, troubles secrétoires de l'estomac et des
intestins.

Viendraient ensuite d'autres branches plus durables, qui seraient représentées par des troubles
trophiques du cuir chevelu (calvitie), des ongles et
de la peau ; puis d'autres plus élevées pour les
désordres de même ordre portant sur les articulations (rhumatisme chronique), les aponévroses
(rétraction aponévro-palmaire) et des tendons, sur
les veines (varices) et les artères (artério-sclérose).
Cette dernière branche donnerait naissance à son
tour à un certain nombre de rameaux : dystrophie
cardiaque et dystrophie rénale et urémie, dystrophie cérébrale (démence), hémorrhagie et ramollissement du cerveau (apoplexie et hémiplégie). Enfin
deux branches des plus importantes, effets d'un
désordre de la nutrition générale, viendraient quelquefois s'ajouter aux deux précédentes : l'uricémie,

avec ou sans tophus, et la glycosurie (goutte et diabète).

Si la goutte a ses caractères pathognomoniques
dans la présence de l'acide urique dans le sang, le
rhumatisme aigu a son augmentation de fibrine, la
diminution et la destruction des globules rouges ;
s'il est un peu moins héréditaire que la goutte, il
est transmissible dans le plus grand nombre des cas,
et il est inhérent à l'individu comme les diathèses
qui envahissent l'organisme dans le plus profond
de l'être : inconstant et variable, il est mobile dans
la forme aiguë et toujours prêt à causer des sur-
prises au médecin.

Nous n'avons pas à nous occuper des polyarthrites
aiguës, ni de la forme subaiguë du rhumatisme
articulaire, nous sortirions des limites de cette étude
qui ne doit avoir en vue que les lésions qui sont la
conséquence directe de la diathèse rhumatismale,
quels que soient sa forme, son siège et les tissus qui
ont été atteints ; aussi nous nous efforcerons de rester dans la limite des localisations acceptées par le
plus grand nombre de médecins ; s'il nous arrive
de faire entrer dans les chapitres qu'on va lire, dans
le cadre de la diathèse rhumatismale, l'herpétisme
du Dr Lancereau, une maladie qui n'a pas encore
été définitivement classée, c'est que notre foi scientifique aura été surprise par l'étude des nombreuses
observations que nous avons faites sur cette ques-

tion. Profondément atteint par le rhumatisme, nous avons tout particulièrement approfondi cette cruelle diathèse et nous avons pris à tâche de faire connaître à nos collègues une station thermale qui nous a permis, avec le retour à la santé, de pouvoir continuer notre carrière de médecin.

Ne prenant de la diathèse que les maladies que nous pouvons soigner à Bourbon-Lancy, nous les étudierons dans des chapitres séparés, en commençant par les dermatoses.

DERMATOSES RHUMATISMALES

Dans l'étude de cette localisation du rhumatisme sur la peau, nous ne saurions prendre de meilleur guide que le travail de notre ancien collègue d'internat, aujourd'hui passé maître dans les maladies cutanées, le Dr E. Besnier, dont la doctrine est acceptée par l'école moderne : ce travail, remarquable à tous les points de vue, juge toute la question, et les propositions qui suivent établissent la limite dans laquelle il faut s'arrêter.

« Les arthritides de Bazin sont des rhumatides, « les arthritides goutteuses y sont en infinie mino- « rité. Certaines affections cutanées paraissent se « développer, surtout chez des rhumatisants mani- « festes, du fait d'affections articulaires, muscu- « laires ou autres, antérieures, mais parfois à titre « de localisation première, et sous l'influence des « causes propres au rhumatisme : certaines d'entre « elles semblent parfois alterner avec des localisa- « tions articulaires ou viscérales.

« Il est également difficile de contester que ces « mêmes affections cutanées offrent certains carac-

« tères particuliers, mais non exclusifs, et auxquels
« il est aussi inexact de refuser toute valeur rela-
« tive que d'accorder une signification absolue.

« Les éruptions que l'on peut rattacher à la
« forme aiguë du rhumatisme sont les érythèmes
polymorphes, l'érythème scarlatiniforme, simple
« ou desquammatif, l'urticaire à frigore, l'érythème
« noueux arthralgique, l'érythème nummulaire,
« marginé, hémorrhagique, le purpura, l'hydroa,
« le pityriasis rosé. Nul ne peut affirmer que ces
« éruptions sont toujours rhumatismales et, avec
« raison, l'auteur rejette l'érésipèle rhumastismal ;
« au premier rang, parmi les éruptions qu'il a le
« plus souvent observées chez les rhumatisants, il
« ajoute l'eczéma sec, nummulaire, circonscrit, le
« sycosis des deux lèvres, le psoriasis discret, celui
« à larges plaques aux mains ou à la plante des
« pieds, celui des organes génitaux, l'acné rosé
« et pilaris et le prurigo de l'hiver.

A ce tableau très exact, nous ajouterons une forme
d'eczéma qui n'est pas comprise dans cette énumération, que nous avons vue fréquemment sur des
rhumatisants manifestes, alternant à diverses
reprises avec des localisations viscérales, avec une
gastralgie convulsive très vive dans un cas, avec
une névralgie vésicale très douloureuse dans un
autre cas : c'est l'eczéma humide et prurigineux à
l'excès symétrique, dont le siège est à l'avant-bras

et aux jambes; nous citerons une observation à propos du traitement.

De plus, à l'urticaire aigu, qui vient par poussées successives, dont la durée ne dépasse guère une dizaine de jours, nous ajouterons la forme chronique de cette éruption qui dure des années, qui est presque générale, envahit la muqueuse de la bouche et de la vulve et qui, comme l'eczéma humide dont nous parlions plus haut, alterne, dans l'intervalle de ces poussées congestives, avec des localisations gastriques ou vésicales.

Pour en fournir une preuve, nous en citerons un cas que nous avons eu à soigner, et que le Dr Besnier a vu en consultation plusieurs fois avec nous.

Les caractères propres à ces localisations rhumatismales de la peau sont : le prurit, la symétrie et la mobilité qui est la caractéristique du rhumatisme. La constatation de ces trois caractères est loin de suffire au médecin pour affirmer la nature rhumatismale d'une éruption ; il doit tenir un compte exact de la forme, de la marche, des variétés qui peuvent se produire, et surtout, asseoir son opinion sur l'étude consciencieuse des antécédents et des maladies concomitantes; alors seulement il pourra admettre l'hypothèse d'une éruption rhumatismale. La solution du problème a une grande importance, car de là découle le traitement à instituer, de là dépend l'aggravation ou la guérison.

Faut-il envoyer les malades qui ont des éruptions de nature rhumatismale à une station thermale et où faut-il les envoyer? Avec l'hypothèse d'une réponse affirmative, il y a une autre question très importante : à quel traitement thermal faut-il soumettre ces malades?

A la première question, la plupart des médecins répondent tous les ans en envoyant leurs malades à différentes stations minérales ; et dans ces stations nous avons vu employer toutes les pratiques balnéaires : bains, douches, massage sous l'eau, étuves locales et générales, et à toute température.

Qu'il nous soit permis de dire, quoique nouveau venu à une station thermale, qu'une pareille pratique laisse beaucoup à désirer, qu'il faut traiter ces éruptions avec la plus extrême prudence, sous peine de les faire passer à l'état aigu ou de les voir rétrocéder ; c'est dans ces conditions qu'un traitement balnéaire intempestif peut produire des poussées congestives fort graves. Nous n'en voulons pour preuve que le fait suivant qui est arrivé, il y a trois ans, à un de nos malades.

Malgré notre avis, il alla faire une saison à Aix, pour un érythème nummulaire généralisé ; au cinquième jour du traitement thermal, survint une poussée congestive avec fièvre, ce qui n'empêcha pas le malade de sortir dans la journée ; dès le lendemain, congestion pulmonaire intense, mort dans

48 heures ; l'éruption avait disparu dès le début des
phénomènes congestifs pulmonaires ; n'ayant pas
suivi le malade, nous ne pouvons fournir aucune
explication sur ce cas si malheureux.

La crainte de voir surgir de pareilles complications doit rendre le médecin fort prudent, sans arriver pourtant à exclure tous les bains quelles qu'en
soient la température et la composition. C'est là la
pratique que suit le Dr Besnier dans un grand
nombre d'éruptions de nature rhumatismale, ainsi
que nous l'avons constaté sur plusieurs de ses
ordonnances, écrites, l'une pour un eczéma prurigineux, l'autre pour un urticaire chronique. Malgré tout le respect que nous avons pour notre ancien
collègue, nous trouvons un peu sévère une pareille
conduite médicale, aucun bain, surtout pas d'eau
minérale. Instruit par ce que nous avons vu à Bourbon-Lancy, nous avons conseillé une saison thermale à ces deux malades : le résultat de la cure
thermale a été si satisfaisant pour l'eczémateux, en
1889, qu'il y est revenu cette année, saison 1890,
n'ayant plus eu aucune nouvelle poussée éruptive
depuis dix-huit mois.

Le second état était un urticaire chronique, durant
depuis cinq ans avec prurit extrêmement intense et
douloureux, perte absolue de sommeil depuis deux
ans : une première saison, faite en 1888, amena une
grande amélioration ; une seconde cure a à peu près

guéri la malade ; elle a retrouvé le sommeil qu'elle
ne connaissait plus.

Ces deux malades ont pris tous les jours un bain
de quarante-cinq minutes à trente-quatre degrés,
et aux trois verres d'eau de la *Reine*, nous avons
ajouté des préparations alcalines, parce que l'urine
contenait une proportion considérable d'acide
urique et de sable rouge.

Dans le traitement des éruptions rhumatismales
à Bourbon-Lancy, nous prescrivons tous les jours
des bains d'eau minérale, nous donnons plusieurs
verres d'eau de la *Reine*, à laquelle nous ajoutons
des alcalins lorsque nous constatons un excès d'acide
urique ou d'urate de soude : une seule fois nous
avons prescrit une douche sous-marine pour un
psoryasis de la paume de la main, qui durait depuis
quatre ans, et le malade s'en est très bien trouvé.

C'est en nous conformant à cette pratique balnéaire, que nous croyons sage, que nous avons
obtenu de grandes améliorations dans l'état de nos
malades, et souvent la guérison complète d'éruptions anciennes qui avaient résisté à toute thérapeutique. C'est principalement dans les érythèmes
polymorphes, dans les eczémas secs et humides,
avec prurit, et dans l'urticaire rhumatismale que
nous avons constaté les plus heureux résultats.

Il est une autre éruption qui se développe souvent chez les rhumatisants que nous avons eu à

soigner à la station, isolée ou coïncidant avec des
localisations viscérales, entéralgie ou diarrhée
chronique : c'est l'herpès ; qu'il siège sur les lèvres,
sur le cou, sur les membres, sur les parties géni-
tales, herpès vulgaire ou préputialisis, limité comme
étendue, et s'accompagnant rarement de fièvre, il
peut et doit être traité en même temps que l'état
constitutionnel, et les cures enregistrées en sont
très nombreuses.

Un de nos plus beaux succès est celui d'un
homme marié depuis cinq ans, rhumatisant par hérédité, ayant eu deux attaques articulaires aiguës sans
lésions cardiaques, mais très inquiet et très préoccupé d'une éruption herpétique mal placée, comme
il le disait, et qui revenait régulièrement depuis
cinq ans, dans les deux ou trois jours qui suivaient
tout rapprochement sexuel : l'herpès occupait toute
la fosse naviculaire et toute la muqueuse prépu-
tiale, parfois avec œdème douloureux.

Après une saison passée à Bourbon, 1887, M. X...
n'a eu que trois poussées herpétiques et depuis la
seconde cure 1888, il n'a plus eu aucune manifestation cutanée.

L'action bienfaisante des eaux de Bourbon se
manifeste tout aussi sûrement dans le zona, dont les
liens avec le système nerveux sont démontrés par
tous les observateurs, et qui laissent, après ou en
même temps que l'éruption, des douleurs névral-

giques très rebelles. La sédation de nos eaux
s'exerce dans ces cas avec une très grande rapidité;
témoin le zona qui s'est développé chez un de nos
cardiaques, pendant un traitement institué pour la
cure d'un rétrécissement de l'orifice aortique. La
période aiguë éruptive n'a duré que cinq jours, sous
l'influence de la cocaïne en topique sur les plaques
herpétiques; l'éruption est arrivée à la dessication
dès le sixième jour; à ce moment, instruit par la
pratique antérieure des faits analogues et comptant
sur l'heureuse action des eaux minérales, nous prescrivons un bain à trente-cinq degrés, malgré l'intensité de la névralgie intercostale; après le troisième bain, la douleur disparaît, l'éruption se des-
quamme, et le malade était guéri au dixième jour.

Quant au pemphigus et aux variétés d'acné qu'on
sait être sous la dépendance de la diathèse, notre expérience ne nous permet pas d'émettre une opinion
ferme, basée sur un nombre de faits suffisant.

Les troubles de nutrition dont on constate les
effets sur la partie moyenne des ongles des mains,
chez les rhumatisants, et qui ont été décrits sous
le nom de psoriasis des ongles, sont très heureusement modifiés à Bourbon-Lancy; nous en avons vu
plusieurs cas bien probants.

Le premier chez un homme venu à Bourbon pour
se guérir d'une arthrite chronique du genou, avec
fongosités synoviales et épanchement intra-articu-

laire. Le pouce, l'index et le médium offraient seuls, dans les deux mains, les rainures parallèles caractéristiques de cette affection, avec perte de substances dans la partie de l'ongle située au dessus de la matrice intacte. Le traitement classique appliqué à tous nos diathésiques a suffi pour guérir tous nos malades que nous avons revus, quinze mois après la cure.

Le second cas de psoriasis était un peu moins avancé, quoique développé en même temps qu'une rétraction fibreuse de l'aponévrose palmaire. Six mois après la cure, la portion des ongles malades était saine, lisse, un peu teintée de blanc laiteux, mais sans cannelure et sans aucune squamme.

La rhinite, caractérisée par la rougeur, la sécheresse, le prurit de la muqueuse pituitaire, la cuisson, le chatouillement qui déterminent des éternuements sans fin, est heureusement amendée par une cure thermale ; la sécrétion abondante de muco-pus diminue, les croûtes nasales et suspharyngiennes se détachent, sous l'influence du double traitement général et local, et nous pouvons ajouter, on arrive facilement à la guérison.

Les deux derniers cas de rhinite rhumatismale que nous avons vus vers la fin de la saison dernière, chez le père et la fille âgée de 11 ans, étaient encore, au mois de janvier, à l'état de guérison parfaite,

A côté de la rhinite, et le plus souvent avec

celle-ci, le rhumatisme produit des lésions qui
s'étendent sur la totalité de la muqueuse du larynx,
du voile du palais, de la cavité buccale, et des
trompes d'Eustache, d'où les surdités fréquentes
que nous constatons chez les rhumatisants.

Ces localisations du processus rhumatismal de-
vraient être étudiées et décrites séparément ; pareille
étude nous entraînerait trop loin, contentons-nous
de dire que nous avons eu à soigner de nombreux
cas de pharyngite granuleuse, de plaques herpétiques du voile du palais et des bords de la langue,
qui ont souvent fait croire à des lésions épithéliales ;
c'est cette forme de glossite superficielle de nature
herpétique, anatomiquement caractérisée par des
vésicules très fines et compactes, dont les troubles
fonctionnels, très pénibles pour les malades, déterminent chez eux une terrible obsession, à cause
des fourmillements, de la cuisson, des élancements
qu'ils ressentent dans l'épaisseur de la langue et
dont le siège se trouve souvent placé au niveau
du point d'attache du pilier antérieur du voile du
palais. Voilà, pour l'avoir éprouvé nous-même, de
quoi légitimer la crainte d'une lésion organique de
la langue. C'est cette affection herpétique qui a fait
l'objet d'une savante discussion à la Société de
chirurgie, sous le titre d'ulcérations imaginaires de
la langue. S'il nous était permis d'émettre notre
humble avis, nous dirions que ces phénomènes

sont sous la dépendance d'une glossite herpétique
superficielle ; cette affection a plusieurs mois de
durée, envahit l'état moral du rhumatisant à ce
point, surtout s'il est médecin, qu'il croit à un
épithélioma lingual, et, pour se consoler, ne peut
pas résister à se prêter à l'examen d'un ou de plusieurs collègues, et cela à plusieurs reprises. C'est
ce que nous avons mis en pratique vis-à-vis de notre
excellent ami M. le Dr L. Labbé, que nous remercions de son fin sourire d'incrédulité à l'exposé de
nos souffrances. Qu'il nous soit permis aussi de
remercier publiquement le savant spécialiste et
ancien collègue, le Dr E. Besnier, qui nous a fait le
plus grand bien, en nous assurant qu'avant un mois
nous toucherions à la guérison, et qu'une autre
éruption herpétique serait notre salut. Cette pro-
phétie se réalisa quelques jours plus tard, une
plaque d'herpès survenue sur les lombes mit fin à
toute inquiétude, et depuis deux ans la guérison
est assurée.

Nous avons longuement étudié cette localisation,
malgré le peu de place qu'elle occupe dans la diathèse, afin de rendre à ceux de nos collègues qui
seraient atteints par cette glossite herpétique, une
partie du calme que nous avons trouvé dans les
sages conseils qui nous ont été donnés.

LARYNGITE, SPASME GLOTTIQUE

Nous trouverons les mêmes lésions que nous avons constatées plus haut, dans la muqueuse du larynx, de la trachée et dans celles des grosses bronches jusques et y compris les bronches moyennes ; quoique un grand nombre de médecins ne reconnaissent pas une laryngite, une trachéo-bronchite rhumatismale, nous devons les étudier, parce que ces affections se présentent trop fréquemment dans la vie des rhumatisants.

Ce n'est que dans l'âge mûr qu'on observe ces localisations viscérales ; la laryngite, avec sa toux spasmodique, revenant par quintes, souvent à heures fixes, comme une fièvre intermittente franche, principalement pendant la nuit ; ces quintes très fatigantes, qui durent parfois plusieurs heures de suite, sont accompagnées de spasme glottique, et finissent par se calmer après l'expulsion de quelques crachats muqueux, pareils à une solution gommeuse. Le plus léger froid humide fait éclater ces quintes de toux spasmodique chez un grand nombre de

malades, et si l'on étudie avec soin leurs antécédents,
on trouve que tous ont eu des manifestations évidentes de la diathèse arthritique. On pourrait même
ajouter qu'ils auront des manifestations rhumatismales à bref délai, tant nous sommes persuadé de
la nature diathésique de cette localisation.

TRACHÉO-BRONCHITE

Les lésions anatomiques que nous venons de constater sur la muqueuse qui tapisse les fosses nasales et le pharynx se retrouvent les mêmes sur la muqueuse trachéo-bronchite ; même rougeur, mêmes arborisations veineuses, même hypertrophie des glandules avec sécrétion filante, gommeuse, avec tous les troubles fonctionnels qui leur appartiennent : toux sèche, opiniâtre, revenant par quintes, et expulsion des mêmes crachats ; mais ici la durée est beaucoup plus longue, et il n'est pas rare de rencontrer des malades dont toute la vie est tourmentée par des bronchites de même nature : ce sont des bronchitiques, des catarrheux, des emphysémateux rhumatisants, si l'on ose ajouter une pareille épithète à de pareilles manifestations. Ajoutons que le traitement hydro-minéral servira de pierre de touche pour ces localisations, non pas au même titre que le mercure ou l'iodure de potassium contre la syphilis, mais avec un résultat pratique bien suffisant, pour amener la conviction dans l'esprit du médecin.

Pour nous, nous avons vu un si grand nombre de ces manifestations nasales, laryngées, catarrhales des bronches, avec ou sans emphysème, que nous n'hésitons pas à les appeler des localisations viscérales du rhumatisme. Nous ne pouvons pas inscrire notre opinion à côté de ceux qui n'admettent le rhumatisme que lorsqu'il se présente sous la forme aiguë, comme dans l'attaque poly-articulaire, excluant toutes les autres manifestations de la diathèse ; à ceux de nos collègues qui sont si sévères, nous dirons que l'action de nos eaux chlorurées sur la muqueuse bronchique est en tout semblable à celle des iodures qu'ils ne manquent pas d'administrer aux catarrheux et aux emphysémateux ; les résultats que nous avons observés à Bourbon ont été si concluants au point de vue des résultats pratiques, que cette conviction est fermement entrée dans notre esprit. Aussi nous conseillons à ceux qui ont des localisations de la diathèse arthritique dans le larynx, aux rhumatisants qui sont tourmentés par des bronchites chroniques, aux emphysémateux dont le cœur est encore sain, de venir demander à nos eaux chlorurées un soulagement à leurs misères. Les rhinites, les pharyngites granuleuses, les laryngites anciennes, les affections catarrhales des bronches en dehors de toute crise aiguë, les emphysémateux à expectoration abondante, se trouveront fort bien de l'eau de la *Reine* prise à l'intérieur, et des différents modes de pratique balnéaire que possède la station. L'état général arthritique, sérieusement modifié par ce double traitement, les localisations qui en dépendent seront très heureusement amendées et souvent guéries.

DES NÉVRALGIES

Toute douleur paroxistique, intermittente ou rémittente, qui siège sur un filet ou sur un tronc nerveux, représente ce qu'on appelle une névralgie en langage médical; pour rester vrai, il faudrait exclure de la nomenclature des névralgies tous ces états morbides donnant lieu à des troubles fonctionnels, localisés dans le système nerveux, qui n'offrent aucun état constant, localement ou dans la santé générale; leur place naturelle est dans les névroses et leur dénomination sera prise dans l'anatomie pathologique.

En dehors des causes relatives à l'âge, au sexe, aux excitations du système nerveux, nous admettrions volontiers, avec MM. Raynaud et Anstier, une prédisposition inhérente à la constitution rhumatismale plutôt qu'à la diathèse goutteuse; chez les rhumatisants, la cause première est due à un vice de nutrition qui lui serait propre, et dont le signe certain qu'on retrouve chez un grand nombre de malades est un affaiblissement du pouvoir réactionnel de la substance grise postérieure de la moelle

épinière; d'où ressortirait cette facilité extrême
pour les rhumatisants de contracter des névralgies
en présence des causes les plus légères en apparence. Ce n'est qu'en admettant une pareille hypothèse qu'on peut se rendre compte de ce fait clinique qu'a pu constater tout médecin qui a suivi
et étudié ses malades pendant un grand nombre
d'années, la transmission directe par l'hérédité
des mêmes névralgies qui sont ou congestives, ou
compliquées de névrite dans une même famille et
leurs descendants. Ce fait d'observations est vrai,
non seulement dans les névralgies proprement dites,
mais encore dans les formes viscérales, l'entéralgie
par exemple. Nous connaissons deux familles de
rhumatisants, dont tous les enfants, quatre garçons
et une fille dans l'une, et deux garçons et une fille
dans la seconde, ont eu tous, jusqu'à l'âge de vingt
ans, des manifestations de névralgies intestinales,
souvent compliquées de diarrhée chronique.

Les vraies causes des névralgies doivent être
recherchées dans les lésions qui frappent les filets
ou les troncs nerveux, dans les lésions éloignées qui
retentissent sur les noyaux sensitifs, et enfin dans
les différents états diathésiques; c'est cette étude
qui peut seule fournir un guide certain pour instituer
avec profit un traitement balnéaire, et ne pas arriver
à des prescriptions uniformes pour tous les malades
qui viennent demander la guérison à une station

thermale ; d'autres indications fort utiles seront
fournies par l'étude attentive de la part qui revient
à l'action de la moelle et des divers modes d'intervention spinale, acceptée comme certaine dans
presque toutes les névralgies.

Point n'est besoin d'insister sur une pareille
question, son importance s'impose, et la conduite du
médecin hydropathe devra varier, suivant qu'il aura
à traiter une névralgie par anémie, par congestion,
par névrite, par traumatisme, ou qu'il se trouvera en
présence d'une névralgie se développant chez un
goutteux ou un rhumatisant. On voit par ce qui
précède, que la conduite à tenir est parsemée
d'écueils, et que la question des névralgies n'est
simple et facile qu'en apparence, tout au moins en
thérapeutique thermale. Pour être complet, aux
causes susénoncées, il faut ajouter l'impaludisme,
la syphilis, l'alcoolisme, l'intoxication par le plomb
et par l'oxyde de carbone.

Pour plus de clarté, nous pourrions, avec le
Dr Hallopeau, classer les névralgies de la manière
suivante : névralgies congestives, anémiques, par névrites mécaniques, réflexes et essentielles ; mais la
logique veut qu'on en éloigne un grand nombre pour
les étudier à part, car leur donner le même nom, c'est
comme, dit notre savant collègue, si l'on décrivait
sous la même dénomination l'apoplexie et la paralysie.

Dans une étude sur les eaux de Bourbon, nous

devons surtout étudier les névralgies qui surviennent
dans la diathèse arthritique, goutte ou rhumatisme.
Il existe en effet des névralgies dans la goutte et le
rhumatisme, mais, jusqu'à ce jour, la science n'a
pas pu déterminer les caractères propres et caractéristiques de chacune de ces diathèses. Pourtant, en
ce qui concerne les névralgies rhumatismales, l'état
de la science a été fixé par l'excellent travail du
Dr E. Besnier, dont nous allons donner les conclusions : les névralgies rhumatismales les plus fréquentes, communes, éphémères, à début paroxistique brusque, à terminaison toujours heureuse et
rapide, sont causées par la congestion des nerfs ; la
péri-névrite et la névrite subaiguë déterminent des
névralgies plus vives, à forme rémittente, très
rebelles et fort longues, avec troubles trophiques
dans la région animée par le nerf lésé ; enfin, avec
la névrite aiguë, la névralgie affecte la forme la plus
grave par l'intensité de la douleur, sa durée, la
parésie musculaire avec atrophie, mais ne détermine
de paralysie que par extension aux centres nerveux.

La limite à établir entre les troubles parétiques
musculaires et la paralysie est souvent difficile à
établir, car il existe un certain nombre de cas où
le mouvement paraît atteint sans intervention anatomique du centre, d'une manière appréciable ; cette
question restera longtemps en suspens puisque
les occasions de nécropsie sont rares en pareille

occurrence : voici le résumé d'une autopsie faite à l'hôpital Necker, pendant notre internat dans le service de notre maître J. Bouley, observation que nous avons retrouvée dans nos notes.

Un ouvrier carrier, 54 ans, est entré à l'hôpital Necker, pour un violent accès de suffocation qu'il avait eu la veille ; à la visite du matin, le Dr Bouley diagnostique un polype aigu du cœur, et porte un pronostic très grave : le malade se plaint de vives douleurs dans le pouce, l'index et le médium de la main droite, et d'une douleur plus vive à la pression, à la partie moyenne du bras, sur le trajet du plexus brachial ; dans toute la partie inférieure du membre et surtout du bras, le malade accuse des fourmillements, des élancements très aigus sous les ongles avec insensibilité complète de la pulpe digitale. Le mouvement est complètement aboli dans le pouce et dans l'index de la main droite, toute préhension est impossible.

Au niveau de la douleur brachiale, empâtement circonscrit, sans trace d'abcès, douleur très vive en arrière, le long de la colonne vertébrale, à l'origine du plexus. Cet état névralgique dure depuis deux mois, le malade, rhumatisé dès l'âge de 19 ans, couche encore dans une chambre au rez-de-chaussée.

Le séjour à l'hôpital est fort court, le malade meurt subitement, pendant la seconde nuit. A l'autopsie on trouve les lésions d'une endocardite avec

production polypeuse, implantée sur la face ventriculaire de la valvule mitrale, tout au bord livre de
la valvule ; le diagnostic du maître était trop vrai.

Le nerf radial, dans toute son étendue, est plus
petit comme volume que du côté opposé ; au
milieu de son parcours, il existe une phlegmasie
évidente, une névrite aiguë sur une étendue de
trois centimètres, caractérisée par un gonflement
considérable du tronc nerveux qui, à ce point, présente une rougeur très notable avec adhérence du
névrilème : à la coupe, la rougeur, est encore plus
manifeste et le tissu nerveux paraît ramolli ; à
l'origine, la racine du radial est beaucoup plus
volumineuse, le tissu cellulaire environnant est le
siège d'un œdème considérable, l'injection que l'on
constate sur la racine du radial ne se prolonge pas
dans l'épaisseur du tissu de la moelle.

Cette observation était prise en 1869, il n'a pas
été fait d'examen microscopique, pas plus qu'une
expérience sur l'action électrique ; ceux de nos
collègues qui sont nos contemporains savent qu'à
cette époque les machines électriques de l'administration ne marchaient qu'à certains jours, le
microscope ne venait que de paraître, et les services hospitaliers n'en étaient pas pourvus, d'où les
lacunes inévitables qui existent dans cette observation fort intéressante au point de vue que nous
traitons. Jusqu'à ce que des faits plus précis nous

soient fournis, il faut admettre la rareté absolue de toute paralysie, par névrite rhumatismale.

La tradition nous enseigne que les névralgies sont heureusement traitées à Bourbon ; tous les auteurs, et à leur tête le docteur Tellier, en fournissent des exemples remarquables. Comme nos devanciers, nous avons pu observer les bons effets de nos eaux thermales contre les névralgies, surtout contre celles qui sont franchement de nature rhumatismale, la névralgie occipitale, les névralgies faciales, la sciatique, les névralgies intercostales et les névralgies traumatiques, dont nous citerons plus loin un bel exemple localisé sur le tronc du nerf cubital, et parmi les névralgies sensorielles, un bel exemple de névralgie iridienne.

Il semble résulter de l'étude que nous avons faite et des résultats que nous avons constatés, que l'action curative de nos eaux thermales agit d'autant plus énergiquement dans les névralgies de nature rhumatismale, que celles-ci sont plus anciennes et ont déterminé une plus grande somme de troubles fonctionnels de la sensibilité et de troubles trophiques dans les masses musculaires. Cette proposition, paradoxale à première vue, est pourtant corroborée par un certain nombre de faits ; le lecteur pourra en juger par les observations qui vont suivre.

Mme X..., 55 ans, a eu une attaque articulaire

aiguë à 20 ans; depuis ce moment elle n'a plus que des manifestations névralgiques presque constantes, dit la malade, parce que quoique fermière riche, elle s'expose à toutes les intempéries. Mme X... a eu toutes les névralgies qu'on peut avoir; à la tête, névralgie occipitale, très fréquente, mastoïdienne, auriculaire, sus et sous-orbitaire; atteinte de névralgie lumbo-abdominale fréquente, avec perte de sang considérable au moment des époques : voilà son bilan névralgique jusqu'à 50 ans.

Pendant une chaude journée du mois de juin 1885, elle se couche et s'endort dans une prairie humide, et, à partir de ce jour, il survient une sciatique qui dure depuis 3 ans. Arrivée à Bourbon en 1888, la sciatique siège à droite, a une marche rémittente franche avec douleurs très vives, surtout pendant la nuit; les points les plus douloureux à la pression se trouvent en haut, sous l'échancrure, derrière la tête du péroné et dans tous les doigts du pied qu'on ne peut toucher sans arracher des cris à la patiente. Atrophie considérable des muscles, 6 centimètres à la cuisse, 4 au mollet; plaque hyepresthésique sur toute la face externe de la cuisse droite, anesthésie complète sur le dos du pied. Nous trouvons tous les signes d'une névrite subaiguë sous l'échancrure, la pression sur ce point, ne peut s'exercer qu'en faisant hurler la malade. Mme X... ne peut plus s'asseoir depuis trois ans, la position couchée sur le dos ne peut durer plus de 30 minutes, sous peine de fourmillements, d'élancements avec sensation d'arrachement des orteils, aussi la malade ne dort pas ou fort peu depuis trois ans. Au vingtième jour de la cure, la malade a trouvé beaucoup de calme, elle dort pendant 5 heures par nuit, souffre beaucoup moins des pieds, presque plus derrière le péroné ; derrière le trochanter, la douleur est encore très vive. L'hyperesthésie a disparu de la cuisse, et le dos du pied perçoit fort bien les douleurs et les variations de température. La malade fait encore douze jours de traitement et revient en 1889. Pendant l'année écoulée, elle a eu trois crises de vingt jours chacune ; ces crises ont été moins violentes, la malade a retrouvé le sommeil.

A l'examen nous ne trouvons qu'une douleur vive au point supérieur, mais la pression est facilement supportée, quoiqu'elle réveille des élancements dans les orteils ; il n'existe plus aucun trouble de sensibilité, la mensuration donne à la cuisse 3 cent. de plus que l'année précédente et 2 au mollet. Le traitement dure un mois, est bien supporté, et Mme X... revient à Bourbon en 1890 pour y faire une cure de 20 jours ; la guérison est complète. Il a fallu trois saisons thermales pour obtenir la guérison de cette sciatique ancienne, grave par la violence des douleurs et par l'atrophie musculaire que nous avions constatée en 1887.

Dans un cas de névralgie traumatique qui avait pour siège le tronc du cubital, la rapidité de l'action des eaux thermales a été plus manifeste, malgré l'acuité des douleurs, la présence de troubles hyperesthésiques des téguments, troubles si tenaces qu'on pouvait craindre une lésion centrale, avec un point de névrite derrière l'olécrane ; voici d'ailleurs cette intéressante observation.

M. X.., 56 ans, rhumatisant héréditaire comme ses quatre frères qui tous ont des manifestations diathésiques, a eu des migraines dès l'âge de 7 ans, de l'entéralgie jusqu'à l'âge de 19 ans, alternant avec des migraines, souvent des névralgies intercostales ; à 20 ans, une attaque articulaire subaiguë durant trois semaines ; à 45 ans, une première atteinte d'entérite diarrhéique, six mois de durée. A 50 ans, diarrhée chronique d'emblée, causée par une hygiène alimentaire mauvaise, et guérie après deux années de soins médicaux.

Au mois d'août 1885, chute sur l'épaule gauche, le bras écarté du corps, luxation sous-scapulaire, réduction et guérison faciles.

Au 15 septembre 1885, le malade va à Plombières pour des douleurs siégeant dans le coude et dans les doigts de la main gauche ; au huitième jour du traitement, le docteur Leclère constate une phlébite sur la cubitale superficielle gauche, phlébite qui avait une marche descendante qu'on observe rarement :

la phlébite commence à la partie supérieure du bras et descend jusqu'au coude, avec rougeur et tuméfaction considérable de la veine. Le docteur Leclère fait cesser tout traitement et renvoie le malade. Un mois après la guérison de la phlébite, l'épaule étant indolore, accès névralgique très violent, douleurs très vives sur le trajet du cubital, derrière la gouttière de l'olécrane, avec manifestation des troubles sensitifs et trophiques de la région animée par le nerf cubital; le malade va réclamer un soulagement au docteur Leclère.

La cure de Plombières en 1886 ne fait que raviver les douleurs et surtout des élancements sous-ongueaux, qui deviennent intolérables; la lunule de l'ongle, dans les doigts animés par le cubital devient noire, l'extrémité des doigts se refroidit malgré la température chaude, la sensibilité tactile disparaît, l'atrophie musculaire augmente et les mouvements des trois derniers doigts de la main gauche sont presque perdus. M. X..., très surexcité par l'action des eaux de Plombières, est encore renvoyé de la station par son médecin, au quinzième jour du traitement.

Pendant l'année 1886, l'état reste très grave, les douleurs deviennent plus vives, malgré l'application de 10 vésicatoires, 40 injections sous-cutanées de morphine, de deux mois de douches par le docteur Béni-Barde; rien n'agit, le malade souffre toujours cruellement. Arrivé à Bourbon-Lancy le 1er juillet 1886, l'état de sensibilité, la névrite épitrocléenne, l'atrophie musculaire et les troubles vaso-moteurs sont ce que nous avons dit ci-dessus.

Au neuvième jour du traitement, les douleurs se calment comme par enchantement, la sensibilité tactile reparaît, le demi-cercle noir bleu des lunules s'efface, le point névritique est beaucoup moins sensible à la presion, et les doigts peuvent se fléchir dans la paume de la main.

Depuis trois ans, cette guérison vraiment anormale par sa rapidité d'action ne s'est pas démentie, il n'existe plus aucune douleur dans le bras gauche.

Nous allons maintenant donner concurremment deux observations de névralgie des branches du trijumeau, qui viendront à l'appui de la thèse que nous défendons, thèse particulière aux eaux de Bourbon, qui agissent d'autant mieux que les troubles vaso-moteurs sont plus marqués.

Deux jeunes filles du même âge, 22 ans, toutes les deux filles de pères rhumatisants, viennent à Bourbon-Lancy, en 1889, pour se soigner d'une névralgie du trijumeau. Les douleurs sont les mêmes, très violentes, revenant par crises irrégulières, très vives, mais courtes (deux à trois heures). La première de nos malades, que nous désignerons par X., a ses douleurs sans aucun trouble de la face, douleurs très vives sus et sous-orbitaires, jusqu'au coin du

nez à droite, dans l'oreille, sur la tempe, pas de larmoiement, pas d'éternuement ; la face reste très pâle
et la crise se termine au bout de deux ou trois heures.

Mlle Y..., pendant l'accès névralgique, a tous les
phénomènes que n'a pas son amie, avec des troubles
vaso-moteurs de la face qui se colore fortement ;
elle souffre cruellement de toutes les dents du côté
droit, éternuements et larmoiements pendant tout le
temps de la crise ; Mlle Y. ne peut entendre aucun
bruit, ne peut supporter la lumière même atténuée ;
elle est obligée de garder le lit, lorsque son amie pro-
mène ses douleurs. Le même traitement est institué
pour les deux malades ; Mlle X. n'en retire aucun
bon résultat, tandis que son amie est radicalement
guérie, et la guérison se maintient encore aujourd'hui.

Craignant quelque lésion oculaire pour Mlle X.,
nous avons demandé un examen au Dr Abadie qui
n'a rien trouvé, a prescrit le tabouret électrique,
dont on ne s'est pas servi, et des applications de
plaques de cuivre, qui n'ont procuré aucun soulagement : la malade, peut-être un peu moins tourmentée en 1890, garde sa névralgie et ne veut plus
rien tenter pour sa guérison.

A la suite de cette observation, citons un cas fort
curieux de névralgie occipitale, accompagnée de
phénomènes congestifs et de troubles oculaires
semblables à ceux qu'on a décrits sous le nom de
migraines ophthalmiques.

M. X., 45 ans, vient se soigner à Bourbon pour une névralgie occipitale, qui revient trois ou quatre fois par mois, et se comporte comme une migraine, aussi le malade l'appelle sa migraine de derrière la tête.

Le début se fait sentir dès le réveil, faible pendant la matinée, lourdeur de tête, sensation de contusion à l'occiput avec douleurs par élancements, semblables à des décharges électriques, qui vont jusqu'au sommet de la tête; l'intensité de la douleur développe une chaleur vive dans tout le cuir chevelu qui ne tarde pas à se couvrir d'une sueur abondante. A ce moment, il survient une prostration très grande, le malade ne peut faire aucun mouvement sans avoir des nausées, et presque aussitôt la bouche se remplit de salive d'une saveur salée, que le patient avale pour ne pas se remuer; les vomissements commencent après cette déglutition salivaire, et durent en moyenne de douze à vingt-quatre heures, suivant l'intensité de la crise. C'est au moment des efforts de vomissement qu'apparaissent les troubles visuels; plongé dans l'obscurité, le malade voit tous les feux de bengale de la terre, bleu, rouge, jaune, avec des jets de lumière d'un blanc éclatant, qui décrivent des paraboles sur ce fond diversement coloré; sensation de plénitude et de rupture par surdistension des globes oculaires, avec larmoiement très abondant; exténué par la crise, le malade s'endort

pendant quelques heures, se réveille tout courba-
turé, mais il ne souffre plus.

Voilà la peinture fidèle d'une crise névralgique à
forme congestive, développée chez un rhumatisé de
longue date, qu'on rencontre rarement dans la
pratique médicale.

Pendant la cure qui a duré vingt-cinq jours, le
malade n'a eu qu'une crise de moyenne intensité,
qui a duré quinze heures ; une seconde crise au mois
de décembre 1889, et, jusqu'à ce jour, M. X. s'est
bien porté, sans aucune nouvelle localisation rhumatismale. Voilà un heureux résultat dû, sans
conteste, à l'action anti-rhumatismale des eaux de
Bourbon-Lancy, qui ont guéri une névralgie occipitale à forme congestive, fort ancienne et très
pénible pour le malade.

Qu'il nous soit permis de citer encore un exemple
pris dans les névralgies dites sensorielles, ou névralgies essentielles, qui offrent tous les caractères les
plus francs de cette forme de localisations rhumatismales, et nous pourrons ensuite tirer des conclusions, relativement à l'action manifeste de nos eaux
contre ces diverses espèces de névralgies.

Mme X., 41 ans, fille d'un père goutteux, mort
des suites d'une néphrite calculeuse, très nerveuse
n'a eu pour toute manifestation rhumatismale que
des troubles digestifs, caractérisés par une lenteur
excessive de la première digestion, sans attaque

gastralgique, mais avec du météorisme abdominal
et des douleurs incessantes dans le ventre ; ces
douleurs, peu intenses, viennent régulièrement cinq
heures après chaque repas, et durent jusqu'au repas
suivant, se calmant pendant l'action gastrique pour
se renouveler pendant la seconde digestion, avec
constipation très rebelle depuis six ans. Pour se
délivrer de cet état, Mme X. est allée à toutes les
eaux de l'Allemagne ; Kissingen n'a produit aucun
effet, Carlsbad n'a fait que raviver ses douleurs
intestinales, et, pendant le traitement, il est survenu
une diarrhée chronique qui a duré dix mois ;
Wiesbaden lui a procuré une violente attaque de
gastralgie et n'a eu aucun effet sur la constipation.

En tout temps, la malade a eu les yeux très sensibles, quoique la vue soit parfaite, cependant cette
sensibilité n'était jamais devenue une maladie,
lorsque Mme X., se promenant à la foire de Neuilly,
s'avisa d'entrer dans une baraque de l'avenue, pour
y regarder la reproduction, à travers une lentille
vivement éclairée, des scènes de l'assassinat commis
par Pranzini. Mme X., après avoir regardé un instant
à travers la loupe, jette un cri strident, elle venait
de ressentir dans l'œil droit une douleur tellement
violente, qu'elle croyait avoir reçu un éclat de
verre qui lui avait fait une large plaie dans le globe
oculaire ; il n'en était rien. Rentrée chez elle, je
constatais les signes les plus certains d'une névralgie de l'iris : rougeur intense de toute la conjonctive ;

orifice pupillaire à peine perceptible, douleurs très
vives à la lumière qui ne peut être supportée, de
sorte que l'examen fut un peu incomplet à ce
moment ; douleurs péri-orbitaires très aiguës avec
exacerbation au niveau du trou sous-orbitaire et
dans l'angle du nez, écoulement considérable de
larmes brûlantes. La crise dura dix-sept heures, se
termina sans laisser aucune lésion dans les milieux
de l'œil, mais elle reparut trois mois après dans
une salle de théâtre, avec trois heures de durée.

Mᵐᵉ X., sans aucune confiance, vint à Bourbon-
Lancy faire une cure d'un mois, en septembre 1888.
Pendant l'année qui a suivi ce traitement thermal,
la malade n'a eu aucune crise de névralgie oculaire,
et les douleurs intestinales qui devaient durer autant
qu'elle, disait la malade, ont complètement disparu
depuis la cure à Bourbon, double résultat heureux
que nous sommes en droit de mettre à l'acquit de
nos eaux thermales.

Qu'il nous soit donc permis de croire à l'action
manifeste des eaux de Bourbon contre les névralgies rhumatismales, congestives, avec péri-névrite
ou névrite, contre les névralgies dans lesquelles un
traumatisme a joué le rôle de cause efficiente, la
nature de la localisation étant rhumatismale ou tout
au moins se développant sur un terrain de nature
arthritique, et enfin contre les névralgies sine
materia, si fréquentes dans la vie des rhumatisants.

DU RHUMATISME MUSCULAIRE

L'étude que nous poursuivons ayant un but limité, nous ne nous arrêterons pas à discuter les diverses opinions qui ont été émises, concernant la nature de cette localisation sur le système musculaire. Sans tenir compte de la valeur de la théorie nerveuse, essentielle ou d'origine centrale, nous dirons, avec la plupart des auteurs, qu'il faut conserver la dénomination établie, les caractères qui lui sont propres sont assez évidents pour en consacrer le maintien.

Le rhumatisme qui frappe un ou plusieurs muscles représente une maladie complexe, vu qu'en dehors de la fibre musculaire, il y a l'enveloppe fibreuse, les tendons et les filets nerveux qui peuvent être intéressés dans cette localisation de la diathèse ; de sorte qu'il devient difficile de faire la part qui revient à chacun de ces éléments constitutifs de l'élément musculaire ; d'où sont nées des opinions si diverses sur la nature de ces complications. Myosite pour le plus grand nombre, névralgie périphérique pour d'autres, pour quelques-uns, c'est une phlegmasie péri-articulaire ; quel que soit son siège anatomique, le rhumatisme musculaire existe, et sa fréquence extrême chez les diathésiques peut bien suffire pour en faire une entité morbide.

Ceci étant établi, disons que cette forme de manifestation de la diathèse rhumatismale est facilement et rapidement curable par nos eaux thermales, que la localisation se soit faite sur les muscles de la masse lombaire, sur le deltoïde, sur les muscles de la nuque, ce qui est très fréquent, ou bien sur un des muscles sterno-mastoïdiens.

Comme les eaux chlorurés fortes, Bourbon-Lancy guérit fort bien ces formes de rhumatisme musculaire, et il possède une qualité que ne peuvent pas, sans danger pour le malade, posséder les eaux similaires, ou tout au moins que nous n'avons vu signaler nulle part : c'est la faculté de pouvoir traiter ces localisations au lendemain, si le langage était scientifique, d'une crise subaiguë ou même aiguë : la pratique journalière à la station de Bourbon en fournit la preuve évidente, ce qui ne peut être expliqué que par la puissance sédative de ces eaux qui empêche toute réaction pendant que s'exerce son action spéciale résolutive. A l'appui de cette double hypothèse, citons le fait suivant qui mettra bien en relief cette heureuse propriété.

Madame X..., 41 ans, vient à Bourbon en août 1889, pour se soigner d'une attaque de rhumatisme musculaire généralisé ; c'est le diagnostic du méde-

cin qui l'a envoyée, juste quatre jours après la convalescence. La malade prend froid pendant le voyage
fait par un jour de pluie, et, la nuit de l'arrivée à
Bourbon, elle est prise d'un accès de fièvre, avec
courbature générale, qui la force à garder le lit.
Toutes les parties du corps sont très douloureuses :
le plus léger contact arrache des cris à la malade,
qui est immobile dans le décubitus dorsal ; les
muscles de la nuque et le sterno-mastoïdien du côté
droit sont surtout très douloureux, avec empâtement très marqué de toute la région ; fièvre vive
avec pouls à 130, température 39,5, urine rare,
peau très chaude avec sueur abondante. La malade,
peu fortunée, demande une guérison rapide et le
traitement thermal qu'elle est venue chercher ;
1 gr. 50 de sulfate de quinine dans les 24 heures
arrête la fièvre ; sulfate de quinine, 1 gramme les
deux jours suivants, avec repos au lit et, dès le cinquième jour de l'arrivée à Bourbon, nous prescrivons le premier bain à 36°, 20 minutes de durée et
trois verres d'eau de la *Reine* ; huit jours après, la
malade pouvait marcher sans aucun soutien ; il
n'était survenu aucune complication, et il ne restait
plus trace de douleurs sur aucun point du système
musculaire.

Cette observation n'a pas besoin de commentaire,
elle prouve, jusqu'à l'évidence, l'action efficace de
nos eaux au sortir d'un état aigu, et sans aucun
danger pour le malade.

A cette observation, nous ajouterons un cas de myosite aiguë que nous avons pu suivre à Bourbon, survenue huit jours après une atteinte de rhumatisme musculaire des gouttières vertébrales, qui était, pour ce malade, la forme ordinaire des localisations de la diathèse.

M. X..., 55 ans, vient à Bourbon pour se guérir d'un rhumatisme de la masse lombaire, qui revient trois ou quatre fois par an, et dure quinze jours.

Pendant la nuit qui suit son arrivée à Bourbon, le malade est réveillé par un sentiment de déchirement qui se produit sur la partie moyenne du bras droit, au niveau du biceps : tout mouvement est impossible, tant est vive la douleur ; toute pression au niveau du biceps est très pénible. Le lendemain, tuméfaction manifeste du corps musculaire, dans une étendue de 10 centimètres, il est facile de s'en convaincre en examinant le muscle du côté gauche. Le gonflement a un caractère franchement phlegmasique, la région est d'une couleur rouge foncé, chaude, et est le siège d'élancements et de battements isochrones au pouls ; cette myosite s'est maintenue à l'état aigu pendant douze jours, avec augmentation considérable du volume de la partie moyenne du biceps, en saillie sous les téguments et dans son diamètre transversal. Au onzième jour de cette myosite aiguë, nous avons cru pouvoir faire commencer le traitement qui, d'ailleurs, a été très

bien supporté, et le malade a quitté la station en
très bon état de santé. Est-il permis de conclure
à une véritable myosite aiguë ? Nous croyons être
dans le vrai en répondant par l'affirmative ; nous
n'admettons, dans ce cas, ni la dégénérescence
graisseuse d'Hayem, ni l'état graisseux d'Oppol-
zère, mais nous dirons qu'il y a eu, non seulement
hyperhémie dans le corps du muscle, mais infiltration séro-fibrineuse dans le tissu conjonctif interfi-
brillaire et sous l'enveloppe fibreuse, signes anatomiques de la myosite rhumatismale aiguë.

En dehors de ces formes aiguës, le rhumatisme
détermine des myosites ou plutôt des attaques de
myalgie qu'on peut dire à répétition. La cause la
plus insignifiante les fait naître, la crise dure une
dizaine de jours, et pareille localisation se reproduit
avec une facilité désespérante pour le malade, dont
la vie est arrêtée à tout instant. Cette forme à répétition a deux sièges de prédilection : le cou et les
lombes, d'où les attaques de lumbago, ce qu'on a
appelé le torticolis rhumatismal et le rhumatisme
épicranien. Ce sont les deux formes de rhumatisme
musculaire que nous voyons le plus souvent à la
station, elles sont si communes, surtout la forme
épicranienne, que, dans l'interrogatoire de nos
malades, elle est considérée par nous comme le
cachet propre à la diathèse rhumatismale.

D'après nos observations, c'est dans une grande
proportion que nous avons constaté cette localisa-

tion : 35 pour 100 de nos rhumatisants en ont été
atteints, aussi il faut voir avec quelle sollicitude ils
fuient le moindre courant d'air, tant ils sont préve-
nus par l'expérience.

Les atteintes de lumbago, quoique nombreuses,
sont moins fréquentes que cette dernière localisation ; particulières à un individu, elles reviennent
moins facilement, à moins d'une faiblesse native des
muscles des gouttières lombaires : cette hypothèse
semblait trop vraie pour quelques malades pour
lesquels l'action de se baisser détermine une attaque.

Nous connaissons un de nos clients qui avait
pris, jusqu'en 1887, l'habitude de ne plus ramasser
un objet à terre qu'en immobilisant le tronc et en
le maintenant dans une direction verticale, sous
peine de lumbago.

Venu à Bourbon pour se soigner d'une pareille
infirmité, en 1887 et 1889, il n'a plus aujourd'hui
aucune attaque et peut ramasser un objet à terre
comme tout le monde, ce dont il est très heureux,
d'autant plus que la première attaque de lumbago,
survenue à 14 ans, s'était reproduite un grand
nombre de fois pendant 21 ans.

Pour résumer cet article, disons que Bourbon-
Lancy guérit les diverses localisations du rhumatisme musculaire, et celui-ci peut y être soigné
presque au sortir de l'état aigu, sans faire courir
aucun danger au malade.

DES ARTHRITES RHUMATISMALES

Des diverses manifestations articulaires du rhumatisme, nous n'avons à nous occuper que de celles à forme chronique qui envahissent les jointures, passant sous silence tout ce qui a trait au rhumatisme aigu ou sub-aigu, avec toutes les complications qui en sont la suite.

Parmi les arthrites, nous n'étudierons que celles qui se présentent le plus fréquemment, celles que nous voyons si souvent à Bourbon-Lancy.

1° L'arthrite rhumatismale chronique, principalement la forme fongueuse ;

2° L'arthrite rhumatismale fibreuse ;

3° Le rhumatisme noueux, progressif et généralisé ;

4° L'arthrite sénile ;

5° Les nodosités d'Heberden.

A l'exemple du Dr Besnier, nous réunirons, sous le nom de rhumatisme osseux, la forme noueuse, l'arthrite sénile et les nodosités d'Heberden.

DE L'ARTHRITE FONGUEUSE

Dans cette variété d'arthrite, les lésions anatomiques sont très caractéristiques et lorsque, c'est le cas le plus ordinaire, la localisation rhumatismale dure depuis une ou plusieurs années, tous les tissus qui composent l'articulation sont malades. Les parties molles péri-articulaires sont pâles, œdématiées, molles sous la pression du doigt qui les explore, et la jointure dans son ensemble a augmenté de volume dans une proportion considérable ; on trouve fréquemment la circonférence augmentée de cinq et six centimètres de plus que l'état normal. La couche de tissu conjonctif qui recouvre la capsule articulaire est infiltrée et épaissie ; la synoviale, le plus souvent distendue par un épanchement intra-articulaire d'un liquide trouble, dans lequel il n'est pas rare de trouver des débris de franges synoviales ou de cartilages, représente un manchon à forme globulaire autour des surfaces articulaires.

La séreuse épaissie a ses glandules hypertrophiées comme ses franges ; les cartilages ont perdu leur brillant, leur surface est rugueuse, souvent érodée, avec perte de substances : les os sont rarement atteints dans cette forme d'arthrite, aussi arrive-t-on assez facilement à la guérison par une demi-ankylose.

Dans cette variété de localisation rhumatismale, il est nécessaire que le médecin ne se contente pas du nombre de jours traditionnels consacrés à une cure thermale ; aussi avons-nous pris l'habitude de prescrire une double saison, coupée par quelques jours de repos ; c'est peut-être à cela que nous devons les beaux résultats que nous obtenons à Bourbon, même dans les cas d'arthrite grave. Sous peine d'être taxé d'exagération et de parti pris, il nous faut pourtant avouer, pour le bien de la cause humanitaire que nous défendons, que nous avons vu très heureusement amendées, nous n'osons pas dire guéries, toutes les arthrites chroniques de forme fongueuse que nous avons eu à soigner depuis trois ans, une seule exceptée, concernant une malade, envoyée par notre excellent ami, le Dr L. Labbé, laquelle s'est refusée à tout traitement énergique ; et de retour à Paris, il a fallu avoir recours au fer rouge, énergiquement porté dans l'épaisseur des tissus du genou malade, et cela par deux fois, avec l'immobilisation du membre pendant dix-huit mois.

Tous les autres malades, au nombre de onze, que nous avons eu à soigner depuis que nous sommes à Bourbon, ont éprouvé des modifications si évidentes, dans leur état local et général, que nous avons la certitude d'une guérison après une ou deux saisons passées à la station. Parmi ces cas d'arthrite fongueuse, six étaient guéris complètement, la demi-ankylose était établie ; chez les cinq autres, avec la disparition de l'épanchement synovial, l'épaississement des tissus articulaires était notablement diminué, les dépressions physiologiques, revenues des deux côtés de la rotule, avaient redonné au genou une forme normale, et la marche était devenue plus facile, malgré la limite étroite dans laquelle s'effectuaient les mouvements, tout en déterminant encore des craquements manifestes.

Nous ne pouvons pas donner les observations de ces onze malades, ce serait abuser de la patience de nos lecteurs, contentons-nous de résumer l'observation d'un cas d'arthrite fongueuse du genou droit, guérie après cinquante jours de traitement.

Mme X... a 69 ans, elle a eu deux attaques de rhumatisme articulaire sub-aigu de six semaines de durée, heureusement sans lésion cardiaque. Depuis quinze ans, Mme X... a des poussées successives, toujours sur la même articulation, sans fièvre, mais avec douleurs vives, épanchement intra-articulaire, gonflement énorme du genou et, à chaque crise, au nombre de quatorze ou quinze, dit la malade, repos au lit pendant trois mois. La dernière poussée date de quatre ans, la forme franchement chronique s'est établie, et la malade affirme que son genou est aujourd'hui ce qu'il a toujours été, pendant ce long espace de temps.

Le genou droit mesure 6 centimètres de plus que le gauche, pâleur des téguments, forme globuleuse de la jointure qui n'offre plus aucune saillie, empâtement général de toutes les parties molles avec deux énormes paquets de tissus fongueux qui recouvrent en grande partie le ligament rotulien, et une seconde couche de fongosités qui recouvre complètement tout le condyle interne du fémur : rotule très mobile, largement soulevée par un épanchement intra-articulaire abondant ; les mouvements passifs, même latéralement, sont très perceptibles, par suite du relâchement des ligaments latéraux ; aussi la marche est à peu près impossible, et les chutes faciles.

Deux saisons, faites en 1889, ont si heureusement modifié l'état anatomique du genou droit, qu'aujourd'hui cette jointure, en dehors de l'établissement d'une ankylose qui est manifeste, ressemble, en tous points, à celle du côté opposé et nous avons tout lieu de croire à une guérison définitive, malgré l'âge de la malade.

Une autre arthrite fongueuse a été guérie après une saison de trente jours ; l'épanchement synovial était résorbé, ainsi que les tissus fongueux qui existaient des deux côtés, sur le ligament rotulien ; le grand cul-de-sac de la synoviale était indemne. Cette arthrite, au début, ne durait que depuis six mois ; elle s'est trouvée à peu près guérie au 24 septembre

1890; nous verrons à la saison prochaine ce qui sera advenu de cette localisation rhumatismale, la malade a eu un assez beau résultat de la cure pour qu'elle tienne la promesse qu'elle nous a faite de revenir à la station. La rapidité avec laquelle cette guérison a été obtenue prouve combien il est indispensable de soumettre à une cure thermale cette variété d'arthrite rhumatismale, aussi prions-nous nos collègues de devancer l'organisation des produits fongueux de nouvelle formation et les lésions des cartilages, en nous envoyant leurs malades dès que les premières poussées congestives aiguës sont terminées; ils pourront se convaincre que ce que nous disons est scientifiquement vrai, et que, au lieu de demander un long séjour à la station à leurs clients, nous pouvons arriver à la guérison dans un temps relativement court.

DE L'ARTHRITE FIBREUSE

Les tissus fibreux qui entrent dans la structure des articulations sont, sous l'influence des causes qui déterminent les localisations rhumatismales, le siège d'un trouble trophique de nutrition dans les éléments qui constituent les capsules ou les ligaments des jointures, les gaines ou les lames aponévrotiques; troubles de nutrition qui déterminent des modifications assez caractéristiques, pour qu'on ait le droit d'en faire une espèce à part.

De l'Arthritisme. 12

Cette forme fibreuse du rhumatisme, acceptée par l'École de Paris, vient, le plus souvent, après une attaque articulaire aiguë qui, par sa durée et son intensité, semble avoir produit un tel affaiblissement de l'organisme, qu'il surgit une dégénérescence dans les tissus fibreux; quelquefois, mais beaucoup plus rarement, le rhumatisme fibreux se développe d'emblée, et il envahit plusieurs articulations; en voici un bel exemple.

M. X..., 40 ans, fils de père goutteux et d'une mère qui a eu jusqu'à sa mort un rhumatisme noueux des mains et des pieds, a joui d'une excellente santé jusqu'à l'âge de 38 ans. Exposé par la nature de ses occupations à toutes les intempéries, la première manifestation rhumatismale a été une attaque fibreuse très grave, apyritique, qui l'a rendu complètement infirme dans l'espace de deux ans. Le genou droit, pris le premier, s'est ankylosé et, trois mois après, le genou gauche, dans le courant de l'année 1887; les deux articulations tibio-tarsiennes, la droite, la première, devient le siège de raideurs douloureuses et s'ankylose; en outre, ce qui fixe sans conteste la nature fibreuse du rhumatisme, l'annulaire et l'auriculaire de la main droite sont pris, à leur tour, dans leurs gaines et leurs tendons et sont fortement couchés dans la paume de la main. C'est dans cet état que nous voyons le malade, en juillet 1889; les deux genoux sont abso-

lument raides, tout comme les deux pieds, flexion
à angle droit des deux jambes sur les cuisses, d'où
l'impossibilité de la station verticale : le malade est
constamment porté sur une chaise. Autour des articulations malades, les parties molles sont atrophiées,
la peau, amincie et collée aux extrémités osseuses,
a un aspect lisse, brillant, parcheminé, on ne peut
pas faire un pli aux téguments, et toutes les parties
molles de l'articulation semblent confondues dans
cette espèce de manchon aminci et luisant qui
enveloppe l'extrémité des os. Tout mouvement pas-
sif est impossible, quelle que soit la force développée, on casserait plutôt la tête des os ; il en est de
même des deux pieds qui sont aussi immobiles que
les genoux, et dont les tissus présentent le même
aspect. A la main droite, les deux derniers doigts
sont fortement fléchis dans la paume de la main,
toutes les petites articulations en sont ankylosées,
la paume de la main elle-même est traversée par
un tractus fibreux sur lequel les doigts sont impri-
més.

A côté de ces graves désordres articulaires, il
existe une santé générale parfaite, et un appétit
admirable à tous les points de vue.

Après une cure très sévère, les ankyloses du pied
gauche et du genou droit sont amendées, les doigts
sont redressés, et au mois de janvier 1890, le malade
nous écrit qu'il peut marcher avec deux cannes. En

juin 1890, le malade revient à Bourbon; les mouvements sont rétablis dans le genou droit, un peu plus limités dans le genou gauche, mais cependant assez étendus pour que la station verticale soit presque droite; les deux articulations tibio-tarsiennes ont retrouvé une grande partie de leurs mouvements, la main est restée guérie; toutes les parties molles péri-articulaires ont retrouvé leur souplesse et une vitalité nouvelle. Après vingt-cinq jours de traitement le malade rentre chez lui.

Voilà un bel exemple de poly-arthrite fibreuse d'emblée et un beau résultat dû à la cure de nos eaux thermales, et comme les observations sont préférables à toutes les théories, nous allons encore donner deux autres faits, qui mettront en évidence l'heureuse action d'une cure à Bourbon-Lancy.

Nous copions, en les abrégeant, ces deux observations prises sur nos cahiers de notes, 89 et 90.

ARTHRITE CHRONIQUE DU GENOU DROIT — RÉTRACTION DE L'APONÉVROSE PALMAIRE ET DES DEUX DERNIERS DOIGTS DE LA MAIN DROITE

Mme X..., 62 ans, fille de goutteux et d'une mère rhumatisée, a eu, il y a dix ans, une arthrite du genou droit, qui a nécessité quatre mois de repos au lit; depuis cette époque, une ou deux fois par an, Mme X... a des poussées congestives dans cette articulation, la marche est devenue impossible. Depuis deux ans, rétraction de l'annulaire et de l'auriculaire de la main droite, avec flexion complète dans la paume de la main, où l'on constate deux larges plaques d'induration fibreuse dans l'épaisseur de l'aponévrose.

Une cure, en juillet 1889, a rétabli une partie des mouvements du genou droit, les tissus fongueux, qui recouvraient toute l'étendue des deux condyles fémoraux, se sont résorbés, ainsi qu'un léger épanchement de la synoviale, qui était pourtant encore épaissie à la fin de la saison. L'amplitude des mouvements de flexion s'est augmentée, la malade peut marcher à l'aide d'une canne ; elle peut descendre et remonter l'escalier de l'hôtel.

En 1888 et 1889, il ne survient qu'une seule poussée congestive, nécessitant quinze jours de repos au lit, et, en août 1890, Mme X... revient à Bourbon.

Etat général excellent, l'arthrite est presque complètement guérie ; la malade marche sans canne, le genou droit n'a plus de fongosité que dans le diverticulum synovial de l'articulation péronéo-tibiale ; ce point seul est douloureux à la pression, frottement léger dans les mouvements communiqués.

La main droite, en août 1890, remplit toutes ses fonctions, l'annulaire seul est un peu limité dans sa flexion, et cela à cause d'une plaque fibreuse indurée qui existe sur la gaîne du tendon fléchisseur, au niveau de la première phalange qui, par sa saillie, limite les mouvements. L'aponévrose palmaire est devenue souple, et on ne retrouve plus trace des travées fibreuses que nous avions constatées l'année dernière.

Au 28 août, la malade peut faire 2 kilom. à pied. Dans la main droite, il n'existe plus qu'un empâtement sur la gaîne du petit doigt, à la partie moyenne de la première phalange, la flexion de l'annulaire est presque complète, l'aponévrose palmaire a retrouvé son élasticité et sa souplesse.

RÉTRACTION DE L'APONÉVROSE PALMAIRE
DES DEUX MAINS

M. X..., 45 ans, fils de rhumatisés, a joui d'une très bonne santé jusqu'en 1881, époque à laquelle il éprouva une raideur douloureuse du medium et de l'annulaire; à ce niveau, la peau est pâle, sèche, sans aucune souplesse, la plaque fibreuse, qui fait partie de la gaîne, a envahi la partie profonde du derme qui ne glisse plus qu'avec les mouvements communiqués aux doigts; ceux-ci sont rectilignes, leurs articulations ne peuvent plus fonctionner, par suite de l'épaisseur de la couche fibreuse; l'articulation métacarpo-phalangienne seule fonctionne, et les deux doigts peuvent se fléchir tout d'une pièce, jusqu'à former un angle droit avec la main.

A la paume de la main, l'aponévrose est coupée par deux larges brides fibreuses parallèles qui se perdent à la base de l'éminence thénaré et suivent la direction des tendons dans la paume de la main ; sur ces brides, s'implantent perpendiculairement trois larges brides fibreuses, pareilles à des antennes, d'une longueur de 4 centim., et se perdent sur les deux bords de l'aponévrose palmaire.

Du côté gauche, la dégénérescence fibreuse est un peu moins avancée, les brides fibreuses sont moins étendues, les mouvements de l'annulaire sont encore possibles.

Epiphyse osseuse sur la tête du radius, à la hauteur du poignet ; cœur sain, artères souples, urine normale, état général très bon.

Nous avons revu ce malade au mois de janvier 1891, la flexion des doigts est complète, les deux mains peuvent se fermer, il ne reste plus qu'une petite bride fibreuse sur l'aponévrose palmaire gauche, et une plaque sur la gaine tendineuse de l'annulaire droit, ce qui n'empêche pas le malade de pouvoir donner une bonne poignée de main au médecin qui l'a guéri.

Comme la plupart des médecins, nous pensions, depuis la thèse publiée par notre ancien collègue Menjeaud, qu'une fois la rétraction de l'aponévrose palmaire établie, il n'y avait plus rien à faire qu'à constater les progrès certains de ces lésions qui

finissaient avec l'infirmité ; nous étions dans l'erreur,
et nous sommes heureux de pouvoir affirmer le
contraire, grâce aux résultats que nous avons vus se
produire à la station ; notre ancien collègue d'internat, le D\ Dubuc, qui nous a envoyé le dernier des
malades dont nous publions l'observation, partagera
sans doute avec nous cette nouvelle conviction
scientifique.

DU RHUMATISME OSSEUX

Les auteurs modernes ont fait un groupe à part
de plusieurs variétés de rhumatisme articulaire
chronique ; avec le D\ Besnier, nous décrirons
brièvement, sous la dénomination de rhumatisme
osseux, la forme noueuse du rhumatisme, l'arthrite
sénile ou arthrite sèche et les nodosités d'Heberden :
ces trois variétés ont un caractère constant qui leur
est commun et qu'on retrouve chez tous les malades
à la période d'état, les lésions plus ou moins avancées des têtes des os, qui forment les affections
malades.

Les nombreux cas que nous avons eu à soigner
présentent tous les caractères propres à cette
variété, transformation fibreuse du tissu conjonctif
qui double la synoviale, épaississement avec villosi-
tés et franges des séreuses, usure des cartilages, gonflement notable des têtes osseuses, avec bourrelets

périphériques autour du cartilage diarthrodial ; ostéophytes osseuses avec raréfaction du tissu, dégénérescence graisseuse des faisceaux du tissu conjonctif
intermusculaire ; tels sont les caractères anatomiques
particuliers à la forme noueuse du rhumatisme que
nous ne décrirons pas plus longuement, car tous les
médecins connaissent trop bien son siège de prédilection, ses variétés, avec les déviations de toute
espèce qu'il présente aux mains, aux pieds et à la
colonne vertébrale.

Dans l'arthrite sénile, les lésions sont encore
plus profondes, toutes les parties molles sont pour
ainsi dire éburnées et envahies par une dégénérescence fibreuse du tissu qui recouvre la synoviale ;
les tendons des muscles qui avoisinent les jointures
malades, infiltrés de productions calcaires, ne font
que hâter la perte absolue des mouvements ; le tissu
spongieux des têtes osseuses subit une raréfaction
qui finit par déterminer l'ankylose complète des articulations, laquelle survient après la disparition des
substances cartilagineuses. C'est surtout dans cette
variété d'arthrite qu'on observe la production d'ostéophytes et de stalactites osseuses avec bourrelets
périphériques, qui immobilisent pour toujours les
articulations. Lorsque les lésions sont arrivées à
ce point extrême, les mains, une portion des
membres malades ou la colonne vertébrale res-
semblent à première vue à un appareil mécanique

en bois, les parties molles comme les os en ont la raideur et la dureté.

C'est à dessein que nous avons parlé de cette variété d'arthrite et que nous l'avons rapprochée du rhumatisme noueux progressif, parce que, chez tous les malades que nous avons observés, nous avons trouvé la tare héréditaire, avec des antécédents légitimes et caractéristiques de la diathèse rhumatismale ; nous en avons encore des exemples vivants : un homme de 65 ans, dont la mère est morte à 78 ans, avec des ankyloses osseuses dans les deux poignets, les deux épaules et dans toute la moitié supérieure de la colonne vertébrale ; chez sa mère, dit le malade, la tête était si fortement incurvée sur la poitrine, qu'il y avait sur le bord de la clavicule droite, un large sillon ulcéré produit par la pression du bord du maxillaire inférieur.

Mme X., 51 ans, après avoir eu deux attaques de rhumatisme aigu avec péricardite, a une arthrite sèche de l'épaule gauche ; sa mère est morte d'une lésion du cœur d'origine rhumatismale, probablement un rétrécissement aortique avec insuffisance.

Dans notre longue pratique médicale, nous avons vu un si grand nombre de cas d'arthrites sèches, précédées ou suivies de localisations aiguës du rhumatisme, que nous croyons non pas à l'hérédité d'une manière absolue, mais nous n'hésitons pas à classer ces variétés d'arthrite dans la grande classe des rhumatismes.

NODOSITÉS D'HEBERDEN

Le rhumatisme chronique des phalanges, appelé nodosités d'Heberden, a été très bien étudié par le professeur Charcot ; la description des lésions que l'on constate sont celles de l'arthrite sèche, l'aspect velvétique des cartilages avec les pertes de substances, leur résorption par places et leur envahissement par une couche osseuse éburnée ; la production des ostéophytes, l'élargissement des surfaces articulaires, l'augmentation de volume des têtes des phalanges, en font une espèce à part, facilement reconnaissable.

Les nodosités d'Heberden, que l'on constate en même temps que des arthrites chroniques, sont héréditaires, et on les voit se développer sur plusieurs membres d'une même famille.

Les caractères propres à chacune de ces formes de rhumatisme osseux, que nous n'avons fait qu'indiquer pour servir au diagnostic différentiel, une fois bien établis, étudions l'action de nos eaux thermales.

Pour arriver à un résultat utile dans cette forme de rhumatisme, il est indispensable que le médecin exige de ses malades une cure très longtemps continuée ; l'arthrite osseuse est très rebelle, elle doit être traitée par une haute thermalité, et ce n'est

que graduellement qu'on peut y arriver : le traitement est pénible pour le patient, il est donc utile
de lui laisser quelques jours de repos A l'eau prise
à l'intérieur, il faut ajouter les douches, les mas-
sages, les étuves locales et même l'étuve générale,
si le système artériel le permet. C'est en mettant en
pratique un traitement intensif, que nous avons pu
procurer quelques soulagements aux malades ; une
rectification sensible dans la direction vicieuse des
phalanges, et rappeler quelques mouvements dans
les doigts ankylosés ; dans tous les cas, nous avons
pu porter la température des bains à 40° et 48° et
50° pour les étuves locales, sans déterminer la plus
légère poussée congestive, ce qu'il serait peut-être
téméraire de faire avec des eaux arsénicales ou
sulfurées, qui provoquent si facilement des congestions dangereuses chez les arthritiques.

Si nous n'avons pas à enregistrer des guérisons
dans les cas de morbus coxosenilis que nous avons
eu à soigner, tout au moins nous n'avons pas nui
aux malades.

Contre les nodosités d'Heberden, une cure thermale donne les résultats suivants : D'après les
malades, les sensations de chaleur et de brûlure,
d'engourdissement et de raideur articulaire sont
atténuées, les poussées congestives si fréquentes
dans les jointures qui portent les noyaux indurés
sont moins fréquentes et moins vives. Pour nous,

médecin scrupuleusement vrai, nous ne pouvons
que constater un temps d'arrêt dans la marche de la
maladie, l'absence d'aggravation et de formation
de nouvelles nodosités.

ARTHRITE BLENNORRHAGIQUE

Si les résultats pratiques sont peu consolants
pour le médecin, dans les variétés de rhumatisme
osseux que nous venons d'étudier, il n'en est heureusement pas de même dans celle-ci. Nous n'avons
pas la prétention d'avoir découvert une action spéciale contre l'arthrite blennorrhagique, dans nos
eaux chlorurées, quoiqu'on soit bien tenté de l'admettre, en présence des heureux résultats que nous
avons obtenus. Tous les cas que nous avons eu à
soigner se sont guéris avec une très grande rapidité; parmi les faits que nous trouvons consignés
dans nos cahiers, nous en citerons un qui prouvera
la vérité de ce que nous avançons.

M. X., rhumatisé du côté paternel et maternel,
après une uréthrite qui dure deux mois, a une
orchite double ; après une grande fatigue, il est pris
d'un rhumatisme articulaire infectueux, qui le tient
alité pendant huit mois : les deux genoux, les deux
articulations tibio-tarsiennes, les tendons du coude-
pied gauche, les articulations temporo-maxillaires
deviennent successivement le siège d'arthrites
presque apyrétiques.

Au moment de l'arrivée à Bourbon, les deux genoux sont le siège d'un double épanchement, la synoviale est très épaissie, les ligaments relâchés ne maintiennent plus au contact les surfaces articulaires, la marche est très pénible et dangereuse par les chutes qu'elle détermine. Après une cure d'un mois, les articulations malades ont retrouvé leur état physiologique, la guérison est complète, et ce n'est que par reconnaissance que le malade revient en 1890 pour consolider cette guérison.

D'UNE VARIÉTÉ D'ARTHRITE DITE PÉRIOSTIQUE

Durant notre longue pratique médicale, nous avons observé une manifestation articulaire de la diathèse rhumatismale, fort rare à notre avis, et que nous n'avons pas trouvée consignée dans les annales de la science, ou, ce qui peut être vrai, avons-nous fait des recherches insuffisantes, en raison du peu de loisir que nous laisse une nombreuse clientèle.

Nous avons eu à soigner cinq malades, trois dans la pratique civile, deux à Bourbon-Lancy, en 1888 et 1889. Dans ces cinq observations, que nous avons recueillies, les genoux seuls ont été atteints par cette variété d'arthrite qui s'est toujours montrée identique à elle-même, par les antécédents, par la marche, la nature des lésions que nous avons constatées, par la durée et par la terminaison qui a toujours été heureuse. Les causes déterminantes de cette arthrite, que nous appelons périostique, parce que la localisation rhumatismale se fait sur le périoste qui recouvre les têtes osseuses des deux articulations tibio-fémorales, ont été pour les deux premiers malades que nous avons eu à soigner l'immersion des jambes dans l'eau froide, une marche forcée, dans les trois autres cas.

La symptomatologie a été la même pour ces cinq malades ; courbature générale de tous les membres, sensation de froid intense dans les jambes, particulièrement dans les genoux : la sensation de fatigue douloureuse est beaucoup plus marquée dans les membres inférieurs, les articulations des genoux sont raides, la marche devient hésitante par le sentiment de chute qu'éprouve le malade.

Dès les premiers jours, les genoux affaiblis ne peuvent plus porter le poids du corps, et semblent devoir fléchir à tout instant. Aussi est-ce avec la plus extrême précaution que les malades consentent à faire quelques pas, tout en regardant les pieds qu'ils avancent avec peine, le tronc fléchi sur les cuisses, et celles-ci pliées à angle obtus sur les jambes, qui seules ont leur direction normale pendant la station verticale ; de sorte que nos malades prenaient en marchant cette position demi-accroupie que nous essayons de décrire, et que nous avons

retrouvée exactement la même chez tous nos rhumatisés ; pourtant la sensibilité tactile est complète,
les malades ont conscience de la résistance du sol
sous leurs pieds, les membres inférieurs se meuvent
lentement, sans quitter le parquet, mais régulièrement, sans secousse, sans tremblement d'aucune
espèce ; la marche très pénible détermine de vives
douleurs dans les genoux et ne peut durer que
quelques minutes, sous peine de chute ou plutôt
d'affaissement du malade sur le siège.

-L'état que nous venons de décrire se prolonge
pendant deux ou trois semaines sans fièvre, sans
autre douleur que celle des deux genoux, dont
la faiblesse augmente au point que le malade ne
peut plus garder la position verticale et reste couché.

La santé générale reste bonne, l'appétit excellent,
les fonctions intestinales et vésicales se font très
régulièrement, on ne constate qu'un seul changement dans les membres inférieurs, c'est un amaigrissement général extrême, avec décoloration de la
peau et fonte des masses musculaires. C'est arrivé
à cette période d'état, que nous allons décrire les
modifications locales constatées par nous chez nos
malades.

Ce qui frappe le médecin, c'est la pâleur extrême
des téguments des membres inférieurs, la peau est
exsangue, d'une pâleur mate, le pincement des
téguments, une friction énergique n'amènent pas

la plus légère teinte rosée ; on croirait frictionner
les membres d'un asphyxié par submersion dans
l'eau ; aucune réaction ne peut être obtenue, et un
large pli fait au devant de la cuisse s'efface très
lentement.

Avec ce manque de vitalité dans les téguments,
il est facile de se convaincre que les masses musculaires sont notablement diminuées dans leur volume ; les membres inférieurs sont amaigris, cette
fonte des masses est frappante si l'on examine le
malade débarrassé de ses vêtements ; les bras sont
robustes comme le tronc, les membres inférieurs
seuls sont atrophiés dans toutes leurs parties molles,
d'où la saillie considérable des deux genoux, dont
il est facile de suivre les lignes articulaires. Au
niveau de ces articulations, les téguments amincis
sont exactement collés aux os, il n'y a plus de bourrelets adipeux sous le ligament rotulien, ni de saillie
au niveau du grand cul-de-sac de la synoviale articulaire ; on peut avec le doigt suivre la courbe des
condyles du fémur. L'articulation ne contient aucun
liquide ; la main qui explore ne provoque aucune
douleur sur les parties molles extra-articulaires,
mais une pression même très légère, exercée sur la
surface du condyle, détermine une vive douleur qui
arrache des cris au patient ; tous les points qu'on
peut atteindre, sur les surfaces articulaires, sur les
condyles, sur le plateau tibial, dans une flexion

De l'Arthritisme.   13

forcée de la jambe, la tubérosité antérieure du tibia,
sont le siège de vives douleurs et sont augmentés
de volume. La pression du doigt semble s'exercer
sur un tissu osseux, ramolli, spongieux, avec sensibilité extrème du périoste ; nous avons toujours
constaté un empâtement œdémateux qui garde l'em-
preinte du doigt. Les ligaments des articulations
nous ont paru sains, on ne peut faire exécuter
aucun mouvement de latéralité à la jointure.

Dans la région lombaire de la colonne vertébrale,
on ne constate aucun point douloureux, aucune
trace de douleur en ceinture, aucun trouble de la
sensibilité sur les téguments. Cette période d'état a
duré pendant deux mois chez les trois malades que
nous avons vus dans notre clientèle, sans aucun
symptôme de parésie intestinale ou vésicale ; et
puis, dans un intervalle relativement court, deux
mois et demi en moyenne, nous avons constaté la
cessation des douleurs sur les extrémités osseuses
des jointures, la nutrition des membres s'est faite,
les masses musculaires se sont reproduites et, avec
la vitalité des tissus, les mouvements et la marche
ont pu s'effectuer. Les malades ont pu, après six
mois de maladie, reprendre leur vie ordinaire.

Les deux malades que nous avons vus à Bourbon
y sont arrivés en pleine période d'état, comme
pâleur des téguments, amaigrissement des membres
inférieurs, saillie énorme des têtes articulaires des

deux genoux, douleurs très vives sur le périoste :
la marche, devenue presque impossible, se faisait,
surtout pour celui que nous avons vu en 1890, dans
une position presque assise, tant étaient vives les
douleurs des têtes osseuses. Cinq semaines avaient
suffi pour produire cet état atrophique des parties
molles, qui s'est fait régulièrement, à la suite de
marches forcées, et par la station debout, 16 heures
sur 24 ; ces deux malades sont employés dans une
fabrique, l'un en qualité de contre-maître, l'autre
en qualité d'ouvrier. Tous les deux ont à leur acquit
des antécédents héréditaires de rhumatisme ; le
contre-maître a eu deux attaques de sciatique et un
rhumatisme articulaire sub-aigu ; l'ouvrier a eu trois
fois un rhumatisme articulaire des deux pieds. Ces
deux malades ont subi le même traitement et, après
vingt jours pour l'ouvrier, et dès le dixième jour pour
le contre-maître, les douleurs de l'arthrite périostique ont disparu, et les malades ont pu marcher.

Ces variétés d'arthrite, que nous avons décrites
sous la dénomination d'arthrite périostique, pour-
raient-elles entrer dans le cadre des arthrites
osseuses ? Si, sans prétention aucune de notre part,
nous maintenons le nom d'arthrite périostique, c'est
parce que la marche de cette maladie n'est pas celle
des arthrites osseuses ; la durée en est bien plus
courte, la localisation est plus limitée aux têtes articulaires, sans lésion des cartilages, sans ankylose et,

malgré l'atrophie générale des parties molles des membres inférieurs, se termine par le retour à l'intégrité absolue des mouvements et à la santé. Cette variété d'arthrite ne peut pas être placée dans le rhumatisme osseux, qui renferme la forme sénile, la forme du rhumatisme déformant progressif et les nodosités d'Heberden ; on ne peut pas en faire une arthrite chronique, pas plus qu'un rhumatisme subaigu. Ce n'est pas une attaque articulaire de goutte, localisée aux deux genoux ; la marche de l'affection a été franche, régulière, simultanée dans les deux jointures, toujours la même chez les cinq malades que nous avons vus, et la goutte ne produit pas un amaigrissement progressif des deux membres dans la totalité des parties molles.

Que ceux qui ont une affection particulière pour la création des entités morbides l'appellent arthrite osseuse congestive ou arthrite périostique, peu nous importe, notre rôle est plus modeste et nous n'avons qu'une ambition, celle d'avoir dit et écrit ce que nous avons vu, et cela en toute vérité scientifique. S'il nous était permis d'émettre un avis sur la nature de cette variété d'arthrite, nous dirions qu'elle est franchement rhumatismale et que son siège doit résider dans la portion lombaire de la moelle épinière, avec hyperhémie congestive des noyaux, d'où émergent les cordons nerveux qui animent les membres inférieurs.

DU RHUMATISME GASTRO-INTESTINAL

Il est de la plus grande importance, dans l'étude clinique de la diathèse rhumatismale, d'examiner avec soin les perturbations fonctionnelles dont l'estomac et l'intestin peuvent être le siège, puisqu'il est démontré, par les belles recherches du Dʳ Bouchard, que cette longue série de manifestations inhérentes à l'individu et à sa descendance, a pour principe un vice de nutrition : le rhumatisme ou sa diathèse, dont l'élément pathogénique commun n'est pas encore démontré, fait partie de ce groupe de maladies qui s'associent si souvent, sont congénères, la goutte, le diabète, la lithiase biliaire, la gravelle, l'asthme, toutes maladies correspondant à des troubles nutritifs du même ordre ; la caractéristique de ces troubles est un ralentissement de la nutrition, avec élaboration ou oxydation incomplète, d'où la production de substances anormales chez l'homme en état de santé, cholestérine, matières grasses neutres, glycose, acide urique, urates, acide oxalique.

Comme le Dʳ Beau, nous ne placerons pas le siège de ces troubles nutritifs dans l'estomac, et s'il fallait en déterminer le siège primitif, nous le chercherions plutôt dans le système nerveux central.

Il est donc très important de bien fixer les troubles gastriques intestinaux; nous les avons si souvent constatés chez les rhumatisants, qu'on serait presque autorisé à les étudier sous forme de dyspepsie spéciale, à cause de leur extrême fréquence. Pour nous, qui étudions depuis de longues années cette question de diathèse dans toutes ses localisations, nous attachons une grande importance à ce double caractère que nous avons toujours trouvé chez nos dyspeptiques, pesanteur de l'estomac et lenteur extrême de l'élaboration gastrique; aussi, en raison de cet état de l'estomac, la dénomination de dyspepsie atonique doit être acceptée. Les expériences que nous avons pu faire sur le chymisme gastrique, chez les rhumatisants, rendent compte dans une certaine mesure de cette paresse digestive, et de la plupart des troubles fonctionnels qui en sont la conséquence, pesanteur de l'estomac, lenteur de la digestion, gastralgie, gaz de décomposition, indigestions répétées, nausées et vomissements alimentaires, vertiges et, lorsque ces accidents durent depuis un certain temps, dilatation permanente de l'estomac.

Voilà le tableau exact des troubles gastriques qu'on observe chez ces malades, à quelques variations près; et, si cette dyspepsie atonique qui est sous la dépendance d'une diminution, expérimenta-

lement constatée, de l'acide chlorhydrique que doit
contenir le suc gastrique, est plus fréquente chez
l'homme, c'est que ce dernier est un bien pauvre
observateur des règles du régime alimentaire. On ad-
mettra facilement, en présence de pareils produits
d'une première digestion, que l'intestin ne tarde pas
à ressentir le contre-coup de ces troubles gastriques.

A cette période de dyspepsie atonique, par anacidité gastrique, succèdera bientôt ce que le Dʳ Mali-
bran a fort bien dépeint sous le titre d'atonie intestinale, qui est, pour nous, le second stage du rhumatisme viscéral, et aboutira, si le malade n'y met
bon ordre, à de la diarrhée, irrégulière au début,
survenant sous l'influence d'un refroidissement, le
plus souvent provoquée par des erreurs ou des excès
alimentaires; et, à cette alternative de constipation
opiniâtre et de diarrhée, succèdera bientôt un état
de diarrhée permanent et chronique.

En dehors de la douleur intestinale, des localisations entéralgiques plus ou moins vives, du météorisme, suites des gaz de décomposition, il est un
caractère constant qu'on retrouve toujours et que
les malades expriment fort bien en disant : « Mon
ventre est douloureux depuis tant d'années. » C'est
cette sensibilité douloureuse de l'abdomen, très
pénible pour le malade, dont le système nerveux ne
tarde pas à souffrir. Avec les migraines qui apparaissent de bonne heure dans la diathèse rhumatis-

male, puisqu'on a observé des cas manifestes dès l'âge de deux et trois ans, le médecin constate de l'insomnie, un malaise nerveux, des vertiges, des changements de caractère, d'une irritabilité excessive, ou une dépression morale manifeste, allant jusqu'aux désordres psychiques et aux vésanies, que E. Collin a décrites sous le nom de rhumatisme cérébral chronique : quel que soit le rapport qui existe entre le rhumatisme et ces états mélancoliques que l'on constate souvent dans les localisations gastro-intestinales, de nature rhumatismale, il n'est pas encore permis d'admettre une folie rhumatismale. Quant au phénomène caractéristique de l'irritation spinale, si bien décrit par E. Besnier, avec douleurs en ceinture, points névralgiques à l'origine des racines postérieures de la moelle, elle est parfois liée à des troubles nutritifs de ces mêmes cordons : ces phénomènes sont vrais, nous en avons plusieurs cas remarquables par leur netteté, chez les rhumatisants qui étaient considérés comme des vésaniques.

Voilà bien la marche la plus ordinaire du rhumatisme viscéral, dyspepsie par anacidité gastrique ou dyspepsie atonique, atonie intestinale congestive au début, avec constipation opiniâtre ; plus tard, alternance de la constipation et de la diarrhée et, à la fin, diarrhée chronique des rhumatisants, que nous allons étudier avec soin, car le nombre des cas que nous avons eu à soigner à Bourbon est considérable.

DE LA DIARRHÉE CHRONIQUE

DES RHUMATISANTS

Cette dernière forme de la manifestation rhumatismale vient rarement d'emblée; dans l'immense
majorité des cas, nous l'avons vue succéder à la
forme congestive, alternant avec la diarrhée : par
une imprudence alimentaire, par toutes les infrac-
tions qu'il commet, relativement aux lois de l'hygiène, le malade crée de toutes pièces cette manière
d'être de l'intestin : il prend froid aux pieds, il ne
porte plus la ceinture de flanelle recommandée, il
dîne trop tard ou il mange trop, et, trop souvent, des
aliments qu'il sait être mal tolérés par l'intestin;
il fait de trop longues marches à pied, lorsqu'il sait
qu'une grande fatigue provoque des selles liquides.
Par suite de ces erreurs accumulées, la diarrhée est
établie et elle dure une ou plusieurs années, vingt-
trois ans chez une de nos malades, dont nous don-
nerons plus loin l'observation. Pendant tout ce
temps, le ventre est douloureux et, malgré l'opium

et un régime sévère, il survient des selles liquides, une ou deux fois le matin, plus tard, beaucoup plus fréquentes.

Dans cette forme de diarrhée chronique, la nature des selles est toujours la même, peu abondantes, liquides, composée de mucus jaunâtre, bilieux, souvent fétides, avec une grande quantité de gaz de décomposition.

Si, à ce moment, il survient une cause d'erreur dans le régime alimentaire, si le malade prend froid, on voit éclater une crise aiguë, en tout semblable à ce que nos livres de médecine décrivent sous le nom d'entérite aiguë.

La fièvre s'allume, inappétence absolue avec courbature générale, langue blanche et saburrale, nausées et vomissements, plus rares; la douleur constante, mais faible dans la forme chronique, prend dans la forme aiguë un degré d'acuité comparable aux élancements de la péritonite; météorisme abdominal considérable, tout examen objectif devient impossible, la palpation, trop douloureuse, arrache des cris au malade. Le point maximum de la douleur se trouve assez souvent au niveau du colon descendant. Les selles plus fréquentes deviennent plus douloureuses, moins abondantes, accompagnées parfois de ténesme comme dans la dysenterie des pays chauds, et sont composées de mucus spumeux, jaune, rarement sanglant. Toute

action digestive, gastrique ou intestinale devient
impossible, le médecin n'a qu'à prescrire la diète
surtout la diète de liquide, et l'opium à haute dose.

C'est là la forme aiguë que nous avons eu trop
souvent à soigner à la station, et toujours à la suite
d'excès alimentaires à la table d'hôte ; et pourtant
un régime spécial est préparé pour les malades
atteints de diarrhée chronique ; mais nous savons
tous combien peu les malades nous croient ; lorsque
nous prescrivons un régime sévère, ils le suivent
volontiers, pendant la crise aiguë qu'ils ont fait
naître, lorsqu'il serait plus sage et moins pénible
de nous croire avant.

Tout en tenant compte de l'opinion des auteurs
qui ont écrit sur cette question, nous disons ce que
nous avons vu, nous l'exposons le plus nettement
possible et essayons d'en tirer des conséquences
pratiques, utiles aux malades qui viennent à Bourbon. Ces différentes formes établies, étudions la
conduite à tenir pour arriver à la guérison.

Il est un point capital que le médecin ne doit pas
ignorer, c'est que dans le cours d'un traitement
externe, institué en vue de la cure d'une manifestation viscérale du rhumatisme, toute percussion violente par les douches est une erreur et peut, par ce
seul fait, déterminer des accidents aigus. Dans la
forme atonique, la conduite à tenir est tout entière
basée sur les résultats des expériences que nous

avons indiquées à propos du chimisme de l'estomac.
Avec un régime sévère, le traitement consistera
dans des doses variables d'eau de la *Reine*, qu'on
donnera aux dyspeptiques, avant et surtout deux ou
trois heures après les repas; c'est en appliquant ces
préceptes que nous avons toujours vu un estomac
malade tolérer facilement une assez grande quantité
d'eau, et la digestion gastrique, qui au début n'était
pas encore terminée au moment du repas suivant,
s'élabore plus facilement et dans la limite du temps
physiologique. Tous nos dyspeptiques rhumatisants
se sont bien trouvés de ces conseils, et tous, après
le déjeuner comme avant le dîner, vont boire un
verre d'eau de la *Reine*; avec la disparition des
phénomènes douloureux de l'estomac, ils trouvent
un appétit moins capricieux, une digestion plus
régulière, et la cessation des troubles gastriques.
Contre l'atonie intestinale, nous prescrivons le
traitement classique des rhumatisants, eau en
boisson, bains prolongés, douches à faible pression,
en respectant le ventre d'une manière absolue, et
le plus souvent, même pendant la cure, on voit disparaître le météorisme, la sensibilité abdominale,
la constipation, les malades se guérissent. Mais
c'est principalement dans les cas de diarrhée chronique que le médecin doit être d'une prudence
extrême, pour mettre ses malades à l'abri du réveil
de tout état aigu; avec l'eau en boisson, les bains,

les étuves à faible température, nous guérissons nos
malades, nous osons dire, tous nos malades. En effet,
dans le relevé de nos observations, nous ne trouvons pas un insuccès, lorsqu'au régime alimentaire
prescrit, les malades ajoutent deux ou trois saisons
à Bourbon-Lancy.

ENTÉRALGIES — ENTÉRITES

Le rôle qui appartient au foie, dans la production des troubles fonctionnels de l'estomac et des intestins, n'est pas bien délimité : pour rester fidèle aux principes que nous avons posés, éviter toute théorie, transcrire ce que nous avons vu, nous dirons qu'en dehors des troubles de sécrétion que nous avons constatés, le foie nous a paru, dans un très grand nombre de cas, plus petit qu'à l'état normal : cette diminution de volume dans la glande a paru coïncider avec une constipation déjà ancienne, et toute augmentation de volume était pour nous le prélude fréquent d'une crise entéralgique qui précédait ou accompagnait une débâcle diarrhéique ; en même temps que le foie était plus volumineux, nous constations une sensibilité douloureuse à la pression de toute la région hépatique.

La névralgie du foie, qu'on a appelée hépatalgie, doit être admise, nous en avons vu plusieurs cas, sans jaunisse, sans calcul retrouvé dans les selles ; un cas très franc, dans le cours d'un rhumatisme articulaire sub-aigu, survenu au deuxième jour ; la crise névralgique très intense dura pendant sept heures, le rhumatisme articulaire reprit son cours, et dura encore trente-deux jours, sans lésion cardiaque d'aucune espèce.

Nous avons été si affirmatif pour la curabilité de la diarrhée chronique des rhumatisants, qu'il nous sera permis de citer plusieurs observations, en choisissant les plus graves par leur durée et leur ténacité.

GASTRALGIE ALTERNANT AVEC DU RHUMATISME MUSCULAIRE

Mlle X., 25 ans, a depuis cinq ans des douleurs de myalgie rhumatismale dans les deux biceps, dans les muscles fléchisseurs des deux bras, avec engourdissement des mains très prononcé ; parésie musculaire assez intense pour que la malade ne puisse pas porter ses aliments à la bouche pendant ses crises de rhumatisme musculaire qui durent douze à quinze jours, et surviennent cinq ou six fois par an.

Toute erreur alimentaire, et surtout la raie et le saumon, déterminent des crises de névralgie gastrique tellement violentes, que la malade réclame, après quatre heures de vives souffrances, une injection de morphine, et la crise s'arrête. Après une

crise gastrique, la malade n'a plus de douleurs et
retrouve tous les mouvements des mains, aussi pré-
fère-t-elle les crises névralgiques, parce qu'étant
gouvernante, elle ne peut plus soigner les enfants,
et elle va être changée, si Bourbon ne la guérit pas.
L'alternance des deux localisations névralgiques a
été constatée si souvent, elle est si franchement
accusée, que nous ne croyons pas élever le moindre
doute à cet égard ; d'ailleurs, nous avons constaté
une cruelle attaque de gastralgie, après l'ingestion
d'une portion de saumon ; une injection sous-cutanée
de morphine a arrêté la crise, et la myalgie des
avant-bras a cessé le jour même. La malade revient
en juillet 1890, elle n'a eu qu'une seule crise de
myalgie, qui a duré dix jours ; nouvelle cure très
bien supportée sans crise ; nous n'avons pas revu
la malade.

ENTÉRITE DIARRHÉIQUE AVEC ENTÉRALGIE

M. X., 44 ans, rhumatisé héréditaire, a, depuis
douze ans, des attaques de lumbago, des migraines,
les signes les plus certains de dyspepsie atonique ;
depuis quatre ans, névralgie intestinale fréquente,
constipation habituelle, accès diarrhéique deux
ou trois fois par mois, sensibilité douloureuse
depuis deux ans ; une première saison en 1888 a
amélioré cet état, cure radicale après une seconde

saison 1889 ; le malade revient faire une troisième saison 1890, santé générale très bonne.

ENTÉRALGIE, DIARRHÉE DEPUIS DEUX ANS, GUÉRISON

Mlle X., 18 ans, père rhumatisé, a eu, à l'âge de deux ans, un eczéma prurigineux des deux jambes et du pli de l'aine, migraines fréquentes de six à dix ans ; à cette époque, la petite malade est condamnée au lit par des douleurs vives, au niveau du trochanter gauche, du pli de l'aine et des deux genoux, lesquelles ont fait croire à une coxalgie ; la malade a boité jusqu'à 14 ans. Il y a deux ans troubles gastriques, perte d'appétit, pesanteur gastrique après chaque repas, gaz de décomposition constants, quatre ou cinq heures après le déjeuner ; le dîner se digère fort mal et les nuits sont mauvaises, la malade accuse cette chaleur vive des mains, cette pseudo-fièvre qui accompagne toute digestion laborieuse pendant la nuit ; indigestions fréquentes. C'est à ce moment qu'apparaît la première crise de névralgie intestinale qui a fait croire à une péritonite aiguë, suivie de diarrhée bilieuse pendant dix jours ; de 16 à 18 ans, douleurs incessantes, variant d'intensité, dans tout le ventre, météorisme fréquent, constipation alternant avec des crises diarrhéiques qui reviennent quatre ou cinq fois par mois, la malade ne sait plus ce qu'elle peut digérer, tout est cause d'entéralgie et de diarrhée.

De l'Arthritisme.　　　　　　　　　　　　　11

État général mauvais, très pâle, palpitations fréquentes, dyspnée facile, rien au cœur.

17 août 1889, saison très bien supportée, la malade part le 12 septembre : état général meilleur, pas de crise névralgique, deux jours de diarrhée pendant la cure.

20 juillet 1890, retour à la station, très bonne année, à peine quelques douleurs névralgiques coïncidant avec un peu de diarrhée au moment des époques ; la deuxième digestion encore un peu lente se fait mieux, selles normales, vingt-cinq jours de traitement.

Nous avons revu la malade au mois de janvier 1891 ; malgré un régime alimentaire moins sévère, Mlle X., se porte très bien, il n'y a plus d'accident du côté de la digestion, très bon état général.

ENTÉRITE RHUMATISMALE, DIARRHÉE CHRONIQUE DEPUIS DOUZE ANS

Mme X., 50 ans, jouit d'une très bonne santé jusqu'à 1875 ; à cette époque, rhumatisme articulaire aigu généralisé, durant cinq mois, suivi d'une convalescence très longue. Depuis ce moment, tous les matins, crise d'entéralgie très vive, quatre ou cinq garde-robes liquides, deux ou trois au moment du coucher, et cela tous les jours jusqu'en 1884.

Pendant l'hiver de 1884, nouvelle attaque de rhumatisme articulaire, les deux genoux seuls sont atteints, trois mois après la convalescence, la diarrhée chronique apparaît et dure encore aujourd'hui, 10 août 1890.

12 août 1890, arrivée à Bourbon : état général peu satisfaisant, affaiblissement considérable, douleurs abdominales permanentes avec météorisme, surtout si la malade prend un potage au dîner ; trois ou quatre selles liquides le matin, autant le soir vers onze heures, nuit très mauvaise.

Dans les deux genoux, les synoviales sont très épaissies avec des craquements manifestes, la marche est très pénible ; du côté du cœur, bruit de souffle au premier temps, maximum à la base, se prolongeant très peu à droite ; foie volumineux, léger dépôt albumineux dans les urines, dont le rendement par vingt-quatre heures est à peine de 800 gr. Cet état du cœur exige une grande prudence dans le traitement (on trouvera cette observation à l'article des maladies du cœur.)

La cure s'est prolongée pendant six semaines et a été très bien supportée ; après dix jours de traitement, la diarrhée est arrêtée, une diurèse très abondante s'est produite, 2.200 gr. d'urine par vingt-quatre heures, amélioration notable dans l'état général.

Au moment du départ, craquement encore perceptible dans les genoux, mais l'amplitude des mouvements est considérablement augmentée, la malade fait quatre heures de marche à pied, sans trop de fatigue ; l'entérite diarrhéique paraît guérie, les selles sont normales ; du côté du cœur, amélioration très manifeste, nous n'osons pas dire guérison.

Des revers de fortune ont empêché la malade de revenir à la station en 1890, mais comme Mme X. fait partie de notre clientèle, nous avons pu continuer à la voir, et nous avons constaté encore aujourd'hui, qu'il n'y a plus d'entérite diarrhéique, le cœur va bien et la santé générale est très bonne.

NÉVRALGIE INTESTINALE DEPUIS CINQ ANS, GUÉRISON

Une de nos petites clientes, Mlle X., a 13 ans, sa mère a des rhumatismes chroniques, avec ankylose des deux poignets et d'une épaule ; avec une diarrhée chronique qui a duré quatre ans, Mme X. a une lésion mitrale, survenue d'emblée comme première manifestation de la diathèse rhumatismale. L'enfant se plaint du ventre depuis cinq ans ; dès l'âge de huit ans, il survient des douleurs névralgiques intestinales autour de l'ombilic, sans diarrhée aucune. Cet état névralgique de l'intestin se maintient jusqu'en 1888 ; au mois de mars de cette année, survient une attaque de rhumatisme muscu-

laire, sans fièvre, qui dure quinze jours, et l'enfant
vient avec sa mère se soigner à Bourbon-Lancy.
Après une cure d'un mois, la guérison était radicale; depuis deux ans et encore aujourd'hui,
décembre 1890, l'enfant n'a plus aucune crise névralgique, ni aucune manifestation rhumatismale ; c'est
aujourd'hui une grande belle fillette de 15 ans.

ENTÉRALGIE DEPUIS TREIZE ANS

Mᵐᵉ X., 63 ans, trois enfants, père goutteux, deux
fois opéré de la pierre ; à 27 ans, attaque de rhumatisme musculaire généralisé avec fièvre, le siège
ordinaire des douleurs, jusqu'il y a dix ans, a porté
exclusivement sur les deux épaules, les reins et
les deux avant-bras, et les crises douloureuses
reviennent sous l'influence du plus léger froid ou
de la fatigue.

A 52 ans, la scène change, il n'y a plus, jusqu'à
63 ans, de localisations musculaires ; la névralgie
se porte sur l'intestin, a son siège autour de l'ombilic, revient toutes les nuits presque à heure
fixe, six heures après le dîner, jamais après le premier repas : cet état, qui dure depuis treize ans, est
resté toujours le même et rien n'a pu en triompher.

Une saison faite à Bourbon, juillet 1889, n'a rien
changé à cet état de choses ; au mois de janvier seulement, la malade accuse un mieux sensible dans les

mains et dans les épaules, les crises névralgiques
péri-ombilicales viennent encore toutes les nuits,
elles sont un peu plus courtes, un peu moins douloureuses : la malade continue à très mal dormir,
et il sera intéressant de voir ce que produit une
nouvelle saison en 1891.

ENTÉRITE CHRONIQUE, DIARRHÉE DEPUIS TREIZE ANS

Mme X., 64 ans, mère morte de pneumonie
double, ayant un rhumatisme chronique.

De 35 à 50 ans, Mme X. a des douleurs de reins
très vives, sans douleurs néphrétiques, mais avec
une quantité considérable de sables uriques qui
sont permanents.

Depuis quinze ans, la localisation intestinale est
établie ; après une période gastrique qui a duré
dix-huit mois environ, avec alternative de constipation et de diarrhée. Depuis cette époque jusqu'à
24 ans, la diarrhée est permanente, le laudanum
seul la modère, aussi la malade ne sort et ne voyage
qu'avec un flacon de laudanum. Douleur abdominale permanente, avec cinq ou six selles liquides par
jour, et cela depuis quinze ans.

Deux saisons à Plombières ont produit une
détente qui a duré six mois en tout, et la diarrhée
est revenue ; la malade vient à Bourbon en juillet
1889 ; pendant la cure, qui a duré un mois, il n'y a

eu que trois selles liquides pendant vingt-quatre heures, et la crise n'a duré qu'un jour ; il n'y a plus aucune douleur abdominale, les selles sont journalières et normales ; les bains prolongés, l'eau de la *Reine* ont fait disparaître les sables uriques.

Cet état de bien-être, inconnu à la malade depuis fort longtemps, dure encore au mois de février 1891, et nous pouvons, jusqu'à preuve contraire, croire à une véritable guérison.

ENTÉRITE CHRONIQUE, DIARRHÉE DEPUIS SEPT ANS

M. X., 45 ans, a, depuis dix ans, des douleurs rhumatismales dans les deux bras, surtout à l'épaule gauche, dont le deltoïde est manifestement atrophié.

M. X., il y a deux ans, a eu deux accès de coliques néphrétiques, dont le second a été tellement violent qu'il y a eu une tentative de suicide pendant l'attaque. La morphine à haute dose a tout conjuré.

Depuis l'âge de 36 ans, c'est-à-dire depuis huit ans, entérite chronique avec diarrhée, cinq ou six selles par jour, les nuits sont calmes ; dans l'espace de ces huit ans, il survient trois crises sur-aiguës d'entérite, provoquées par des crudités, douze à quinze selles par jour, chaque crise dure trois semaines.

Après une première saison à Bourbon en août

1882, amélioration notable ; seulement, en février, retour de la diarrhée par imprudence alimentaire, avec hémorrhagie intestinale abondante, pendant vingt-quatre heures ; enfin guérison jusqu'à la seconde saison à Bourbon, juillet 1888. Pendant l'année qui a suivi la cure de 1888, la santé générale a été magnifique, le malade mange de tout, fait des imprudences et digère bien : la scapulalgie se montre par moments, mais l'intestin va très bien et les selles sont régulières et normales. Le malade a gagné douze livres dans quinze mois ; nous sommes en droit de croire à une guérison complète.

DIARRHÉE CHRONIQUE DEPUIS VINGT-QUATRE ANS

Mme X., 60 ans, n'a jamais eu que quelques migraines et quelques névralgies intercostales, comme manifestation rhumatismale, jusqu'à l'âge de 35 ans, ce qui nous a fait douter de la nature rhumatismale de la diarrhée chronique qu'elle vint soigner à Bourbon, pendant la saison de 1888. Trois mois après la naissance d'un enfant, la diarrhée s'établit, alternant dans la première année avec la constipation ; au début, les débacles liquides, six selles, ont toujours lieu pendant la nuit, ce que la malade attribue aux nombreux dîners qu'elle a faits en ville.

Jusqu'en 1881, diarrhée chronique inutilement

combattue par nous et par plusieurs médecins qui
ont été consultés.

Les choses étaient dans cet état, lorsqu'en 1891
survient une attaque de rhumatisme articulaire
aigu qui prend les genoux, les pieds, une épaule et
la nuque, dure six mois à l'état aigu, et deux mois
de convalescence. Pendant quatre mois, et cela
tant que le rhumatisme articulaire est en puissance,
l'intestin se comporte très bien, la malade reprend
très bonne mine, a de très bonnes digestions intestinales, et elle a retrouvé un bel embonpoint. Un
dîner imprudent, fait en décembre 1881, rappelle
la diarrhée qui dure sans interruption jusqu'à juillet
1888.

A cette période de la maladie, le système nerveux
est surexcité à un tel point que la patiente, devenue
mélancolique, ne veut plus voir personne, ne veut
plus sortir par crainte de débacles intestinales qui
arrivent instantanément ; rien qu'en y pensant, dit
la malade, elle ne veut plus rien faire, et il nous
a fallu de longs discours pour la décider à venir à
Bourbon.

La cure dure cinq semaines, avec repos par
intervalles ; pendant ce temps, survient une crise
diarrhéique qui dure pendant deux jours, parce que
la malade, allant mieux, a fait une imprudence
alimentaire ; enfin le calme se rétablit, et la cure
se termine très heureusement.

Nous avons vu la malade en février 1889, les
douleurs du ventre ont disparu, les selles sont régulières, la malade se plaint de quelque rhumatisme
dans les jambes. La santé générale est bonne, et
avec l'apaisement du système nerveux, l'entourage
de la malade a pu obtenir, sans trop d'efforts, le
retour à une vie sociale qui avait été abandonnée.

Cette observation est fort curieuse, par l'apparition
tardive de l'attaque de rhumatisme articulaire aigu,
venu seulement dix ans après la diarrhée chronique
dont il précise la nature ; et par l'amélioration manifeste de l'état diarrhéique pendant la durée de la
localisation articulaire aiguë, amélioration qui s'est
maintenue encore pendant deux mois, et a été rem-
placée par la localisation intestinale.

Si nous ne craignions pas de fatiguer ceux qui
veulent bien lire ce travail, nous donnerions encore
un grand nombre d'observations très intéressantes,
relativement à la première période de localisation
arthritique, qui comprend tous les troubles chroniques de la dyspepsie atonique des rhumatisants.
Cette étude, outre qu'elle prendrait de trop grandes
proportions, deviendrait un peu difficile à lire, et
pourtant que d'enseignements utiles peut contenir
une observation médicale qui ne relate que les
traits principaux et met en lumière les côtés saillants
des diverses localisations du rhumatisme ! L'expo-
sition pure et simple des faits pathologiques n'est-

elle pas le chemin le plus direct et le plus sûr pour arriver à déterminer la nature propre à une maladie, souvent éliminée à tort du cadre de la diathèse que nous allons continuer à étudier dans les différentes perturbations qu'elle détermine dans l'état général, dans le système veineux, dans le système nerveux et dans le cœur.

———

DE L'ARTHRITISME CHEZ LES ENFANTS

Dans la première comme dans la seconde enfance, les fonctions organiques tiennent le premier rang, le développement régulier de l'individu est tout entier subordonné à la nutrition, et pour que celle-ci s'exécute avec profit, il est indispensable que les organes soient dans un état d'intégrité parfaite.

Dans la première enfance, les organes de la vie végétative sont souvent le siège de localisations de nature arthritique, très souvent héréditaires ; on n'a, pour se convaincre de la vérité que nous avançons, qu'à consulter les bulletins de statistique que reçoivent tous les médecins, et l'on y verra combien sont nombreux les décès par lésions intestinales.

Nous avons tous les jours à donner des soins à des enfants qui mangent peu, n'ont jamais faim, et digèrent très mal le peu qu'on leur donne ; les digestions se font avec douleurs, avec production considérable de gaz, et très souvent, sans cause appréciable, survient un état de diarrhée qui prouve que l'assimilation est incomplète ou nulle. Remontons plus haut, et nous trouverons chez les parents des preuves certaines de diathèse arthritique dont on pourra facilement contrôler les localisations. Ce sont ces enfants qui seront les premiers atteints, et cela d'autant plus vite et plus sûrement qu'ils sont trop souvent soumis à une alimentation mauvaise comme quantité ou comme nature d'aliments. Un homme d'un grand esprit médical, le Dr Guéneau de Mussy, persuadé de la nécessité de donner à la thérapeutique infantile une direction nouvelle, croyant à juste titre que toutes les indications étaient loin d'être remplies lorsque le médecin avait prescrit une saison au bord de la mer, demandait à l'administration des thermes de Bourbon de faire de cette station une espèce de sanatorium, où l'on soignerait pendant toute l'année ces fils de goutteux et de rhumatisés, dont les fonctions intestinales s'exécutent si mal. Les conseils d'hygiène alimentaire qu'on donne aux parents sont rarement bien mis en pratique, la vie en plein air au bord de la mer semble, dans un certain nombre de cas, donner une nouvelle vie à ces enfants chétifs, mais cette action est bien passagère, et peu de temps après le retour de la famille, le médecin peut constater la même pâleur des tissus, l'appétit se perd, les digestions intestinales se font mal, et de nouveau apparaissent les selles diarrhéiques.

C'est parce que, nous disait le Dr Guéneau de
Mussy, l'atmosphère maritime, en dépit de son
action tonique évidente, ne s'adresse pas aux principes diathésiques, ce coup de fouet est sans effet
durable sur la constitution du petit malade, et le
développement physique est de nouveau arrêté :
donner aux enfants de bons intestins, voilà le
problème difficile à résoudre, et cet esprit si per-
spicace en médecine en trouvait la solution pratique
dans une cure aux thermes de Bourbon-Lancy.

Nous avons eu à soigner un assez grand nombre
d'enfants, atteints de diarrhée chronique, ayant les
stigmates les plus évidents de ces troubles de
nutrition : pâleur de la face, chairs molles, hypertrophie ganglionnaire au cou, aux aisselles, aux plis
des aines, diarrhée colliquative durant depuis plusieurs mois, faiblesse générale extrême ; même dans
ces cas graves, les résultats de la cure ont été très
consolants, l'observation qu'on trouvera dans le
cours de cette étude en est une preuve évidente ;
nous avons sept observations en tout semblables à
celle-là, toutes prouvent l'action vraiment puissante
de nos eaux chlorurées moyennes, et nous comprenons aujourd'hui pourquoi le Dr Guéneau de Mussy
insistait avec tant d'énergie pour la création d'un
sanatorium à Bourbon.

Tous les petits malades que nous avons eu à
diriger se sont guéris de leur diarrhée, les forces

sont revenues et avec elles la disparition des
ganglions hypertrophiés ; ils ne se plaignaient plus
de leurs douleurs de ventre, les fonctions intestinales s'exécutaient très bien. Les premiers indices
de la localisation arthritique chez les enfants sont
toujours les mêmes, le petit malade accuse des douleurs abdominales, il a bobo au ventre, et instinc-
tivement se couche par terre ou en travers d'une
chaise, pour comprimer le ventre ; la compression
le soulage. Avec la douleur qui se manifeste environ
trois ou quatre heures après les repas, l'enfant a
souvent le ventre ballonné et il rend une grande
quantité de gaz ; ce signe est très fréquent chez les
enfants des goutteux et rhumatisants ; l'esprit du
médecin sera souvent mis en éveil par la constatation de ce météorisme avec production abondante
de gaz intestinaux, et il aura souvent le droit de
conclure de l'existence de ces faits, peu importants
en apparence, à la certitude d'un état arthritique
avec localisation intestinale.

En 1888, nous avons vu à Bourbon une petite
fille à peine âgée de quatre ans et déjà rhumatisée
héréditaire ; depuis un an cette enfant se plaint
constamment du ventre et se couche à tout moment
au travers d'une chaise en pleurant ; plusieurs fois
la mère a constaté un gros ventre, l'enfant rend des
gaz abondants, et toute imprudence alimentaire est
suivie de nombreuses selles liquides ; il survient

trois ou quatre crises par mois. L'enfant n'a aucune
trace d'hypertrophie ganglionnaire, mais les chairs
sont pâles et molles, avec essoufflement facile pendant la marche.

Une cure, facile à appliquer malgré l'âge de l'enfant, a produit de très bons résultats ; il n'y a plus
eu de douleurs abdominales, il n'y a eu qu'une crise
diarrhéique et l'enfant est revenue fort belle en 1889.

Nouvelle cure d'un mois avec douche après le
bain ; aujourd'hui juillet 1890, la petite fille a six
ans, elle est magnifique de santé.

Lorsque les troubles fonctionnels pourront être
renfermés dans ce qu'il est convenu de désigner
sous le nom de léger lymphatisme, nos eaux chlorurées moyennes donneront de très heureux résultats chez les enfants ; mais si le médecin constate
des lésions plus profondes du côté du système
osseux, ce n'est pas à Bourbon-Lancy qu'il faut
envoyer ces petits malades, c'est à la Bourboule, à
Bourbonne-les-Bains ou dans les Pyrénées que doit
être fait le traitement. L'indication en faveur de
Bourbon-Lancy est bien précise : manifestation
intestinale, le plus souvent héréditaire, avec lymphatisme au premier degré. Quant aux manifestations articulaires de l'arthritisme chez les enfants,
elles sont soumises aux mêmes lois que chez l'adulte
et se guérissent plus rapidement que chez ces derniers. Nous avons vu se guérir, avec une rapidité

vraiment extraordinaire, deux cas de demi-ankylose avec position vicieuse de la jambe, causées, la première, par un épanchement traumatique sanguin, la seconde par un rhumatisme mono-articulaire ; après une cure de vingt-deux jours, ces deux enfants marchaient aussi bien qu'avant leur maladie ; une seule saison avait suffi pour les guérir définitivement.

Il a fallu deux saisons pour obtenir la guérison d'une arthrite coxo-fémorale chez un enfant de dix ans, envoyé à Bourbon-Lancy par le Dr Léon Labbé. Le résultat a été si heureux que nous ne résistons pas au désir de transcrire ici cette observation, si intéressante par la sûreté du diagnostic fait par notre excellent ami, et par la guérison obtenue.

Mlle X., douze ans, fille de rhumatisés ; il y a trois frères et deux sœurs qui ont déjà eu des atteintes rhumatismales. Depuis l'âge de huit ans, cette enfant vit couchée, essayant de toute espèce de traitements et de toute espèce d'appareils pour guérir ce qu'on appelle sa coxalgie. Pendant trois ans on attend les abcès qui ne se font pas ; enfin le Dr L. Labbé voit la malade, diagnostique une arthrite rhumatismale et envoie sa petite cliente à Bourbon-Lancy.

Elle nous arrive portée sur un lit ; la station verticale de même que la station assise sont impossibles.

Signes évidents d'arthrite coxo-fémorale gauche, sans lésion osseuse, sans aucune trace de suppuration.

4 juillet. On constate tous les signes apparents d'une coxalgie, rotation du membre en dedans avec raccourcissement de cinq centimètres, les points les plus douloureux ont leur siège au trochanter, au pli de l'aine et au genou gauche. Le traitement se prolonge jusqu'au 5 août ; à ce moment, trouvant la petite malade fatiguée, nous la renvoyons passer quinze jours chez elle, d'où elle revient le 20 août faire une nouvelle cure qui prend fin le 15 septembre.

Au moment du départ, non seulement on ne porte plus la petite malade, mais elle marche, par précaution avec une béquille, et, au mois de janvier 1890, la mère nous écrit pour nous dire que sa fille marche facilement avec une canne. En août 1890, la petite malade revient à la station pour consolider la guérison qui est en très bonne voie ; devenue grande fille dans l'intervalle, la petite malade a pris de l'embonpoint, elle peut se promener sans aucun point d'appui, une grande partie de la journée, sans fatigue, et surtout sans douleurs dans l'articulation qui a été malade pendant plus de trois ans. Deux saisons, faites à quinze jours d'intervalle, ont suffi pour obtenir la guérison complète de cette prétendue coxalgie, qui n'était qu'un rhumatisme de l'articulation coxo-fémorale.

Cette observation est très intéressante par la difficulté du diagnostic, tous les médecins avaient cru à une tuberculose osseuse ; tout le mérite revient à notre vieil ami, le Dʳ L. Labbé, qui a fixé la nature de cette localisation en l'envoyant à Bourbon-Lancy, où la petite malade a été guérie après deux mois de traitement. Cet heureux résultat vient encore à l'appui de ce que nous disions plus haut, à propos de la rapidité avec laquelle les enfants se guérissent des suites des localisations rhumatismales, viscérales ou articulaires.

Chez l'enfant, la forme névralgique est celle que l'on constate le plus fréquemment, aussi avons-nous fait de ce syndrome un des premiers signes avant-coureurs des lésions intestinales appartenant à la pathologie infantile. La constatation de douleurs névralgiques abdominales a pour conséquence directe de faire naître dans l'esprit du médecin l'idée d'une localisation diathésique, ce dont il lui sera facile de s'assurer et, par cela même, de prévenir, par un régime approprié, de nouvelles manifestations plus sérieuses. Ces localisations intestinales à forme névralgique cèdent très facilement, sous l'influence de l'action curative de nos eaux, et dans tous les cas que nous avons eu à soigner, il a suffi d'une saison pour débarrasser les petits malades de ces atteintes névralgiques très douloureuses.

En 1888, nous avons constaté la guérison de trois

petites filles : cinq, sept, huit ans ; deux petits garçons : six et dix ans, qui ont été guéris ; cinq cas d'entéralgie, dont la guérison s'est maintenue jusqu'à ce jour.

En 1889, sept cas d'entéralgie, avec alternative de constipation et de diarrhée, ont été et sont encore aujourd'hui en très bon état.

En 1890, cinq cas d'entéralgie, dont deux avec diarrhée chronique depuis deux ans environ, encore en état de guérison en janvier 1891.

La plus âgée de ces enfants, que nous avions mise au monde, il y a treize ans, se plaignait de douleurs abdominales depuis cinq ans, douleurs revenant par crises très aiguës suivies de flux intestinal, cinq ou six selles liquides, abondantes et bilieuses. Depuis le mois de septembre, l'enfant ne souffre plus du ventre et a des selles régulières. Depuis quatre mois, le développement physique est manifeste, la première époque est venue le 2 décembre 1890, sans aucune douleur, et la jeune fille va très bien.

Puisque cette étude a un but exclusivement pratique, ajoutons que la chorée, que notre ancien maître, le D' H. Roger, a classée avec raison dans les maladies de nature rhumatismale qui atteignent fréquemment les enfants, peut et doit, à ce titre, être soignée à Bourbon-Lancy. Nous ne citerons qu'un seul cas de chorée du larynx, constatée chez une jeune fille rhumatisée héréditaire, venue à Bourbon pour se soigner d'une névralgie crânienne.

Un traitement général a été institué sans tenir compte de la localisation du larynx et la jeune malade a été débarrassée, et de ses névralgies crâniennes, et de ces cris inarticulés qui simulaient un hoquet très prolongé ; une année après la cure à Bourbon, la malade va encore très bien.

Résumons, pour terminer cet article de pathologie infantile et énumérons les maladies qu'il faut envoyer à Bourbon :

Névralgie gastro-intestinale ;

Constipation et surtout diarrhée chronique chez l'enfant ;

Lymphatisme au premier degré ;

Paralysies infantiles ;

Localisations articulaires, d'origine rhumatismale ;

Chorée ;

Arrêt de développement par trouble de nutrition chez tous les enfants, fils de goutteux ou de rhumatisants.

DU DIABÈTE ARTHRITIQUE

Malgré le nombre de localisations que renferme le rhumatisme chronique, il faut encore en élargir le cadre pour y faire entrer une nouvelle maladie trop longtemps décrite à part, nous voulons parler du diabète gras ; il serait peut-être plus scientifique d'abandonner cette dénomination, quoiqu'elle soit admise par presque tous les médecins, et de la remplacer par celle de diabète arthritique : en fixant une pareille place à cette variété de diabète, nous n'avons pas la prétention de faire de la nouveauté : avant nous, le Dr Charcot, dans son *Traité des Maladies des vieillards*, le place à côté de la goutte : le Dr Lancereau, en raison de sa coexistence habituelle avec les localisations du rhumatisme chronique, à cause des lésions qui surviennent à une période avancée de la maladie glycosurique, n'hésite pas à le classer dans cette grande série morbide qui commence aux migraines et se termine par l'artério-sclérose, avec toutes ses conséquences graves, pour les reins, le cœur, et surtout pour le cerveau : nous

avions donc raison de dire que nous ne visions nullement à une nouveauté.

Comme les auteurs que nous venons de citer, et
appuyé sur l'observation clinique d'un grand nombre de diabètes gras que nous appellerons diabètes
arthritiques, nous pouvons affirmer que tous nos
glycosuriques, sans exception, avaient eu ou avaient,
coexistant avec leur diabète sucré, des localisations
évidentes d'arthritisme ou, comme le veut le Dr Lancereau, avaient la tare herpétique, goutte ou rhumatisme chronique, qui ne sont pas pour le médecin de la Pitié deux maladies distinctes, ainsi qu'il
le prouve dans ses leçons de clinique médicale, faites
et publiées en 1890.

On serait donc autorisé à conclure que l'on ne
devient diabétique qu'à la seule condition qu'un
terrain entaché d'herpétisme soit préparé d'avance ;
ce n'est que dans ces conditions que la fatigue physique, le travail intellectuel poussé à l'excès, le
chagrin causé par des pertes de fortune ou des
malheurs de famille, trouveront leur réelle valeur
comme cause efficiente, et toute leur action sur le
système nerveux.

Comme le rhumatisme chronique, le diabète
arthritique fait son apparition vers 35 ou 40 ans,
sa durée est fort longue, une longue période de vie
est compatible avec la présence de cette variété de
glycosurie, et sa terminaison, souvent funeste, est la

conséquence des mêmes lésions qu'on rencontre
dans l'arthritisme à une certaine période, que la
localisation se fasse dans le poumon (tuberculose),
dans les reins (néphrite et urémie), dans le cœur
(sclérose aortique), ou enfin dans le cerveau avec
son cortège d'hémorrhagie, de ramollissement et de
coma diabétique ; ou bien la terminaison est due à
des maladies intercurrentes qui sont la conséquence
directe d'une rétention dans l'organisme de produits septiques, inhérents à l'état glycosurique, tels
que érysipèle, anthrax, phlegmon gangreneux,
pneumonie, etc...

Héréditaire comme le rhumatisme chronique, le
diabète arthritique doit être soigné de bonne heure
par l'hygiène, l'exercice physique, le massage et
l'hydrothérapie ; les alcalins ont une action manifeste, mais non pas exclusive, nous y ajouterons
une ou plusieurs saisons thermales à Bourbon-Lancy,
parce que les résultats pratiques que nous avons
observés légitiment le conseil que nous donnons.
L'action manifeste des eaux chlorurées, comme
heureuse modification de la diathèse arthritique,
nous a fourni de très beaux résultats dans la pratique médicale que nous avons suivie. Convaincu de
la nécessité des alcalins, nous avons institué un
traitement mixte, en tout semblable à celui que
Fernel instituait pour ses malades, et nous nous
en sommes très bien trouvé.

Le traitement exclusif par les eaux de Vichy donne de très beaux résultats, c'est incontestable, mais peu de temps après la cure, les malades retrouvent la même quantité de sucre dans les urines, et cela parce que l'état arthritique n'a pas été suffisamment modifié par le traitement. En même temps que le glycosurique prend quatre ou cinq verres d'eau de la *Reine*, nous administrons deux grammes de bicarbonate de soude par vingt-quatre heures, dont l'action vient s'ajouter à celui produit dans l'estomac par les transformations des chlorures des eaux ; cette transformation des chlorures en bicarbonates alcalins se fait très rapidement, en présence des acides de l'estomac, ainsi que nous en avons eu souvent la preuve, en faisant des analyses du suc gastrique chez nos dyspeptiques rhumatisants.

Au traitement interne ainsi formulé, nous ajoutons, suivant l'état général du malade, des bains romains suivis de sudations, ou des douches.

Les résultats fournis par cette pratique ont été si heureux, que nous n'avons pas cru devoir attendre que nous puissions donner un plus grand nombre d'observations ; ce sera pour plus tard. Nous avons soumis cinq glycosuriques, manifestement arthritiques, à ce mode de traitement ; des cinq diabétiques que nous avons eu à soigner depuis 1889, aucun, jusqu'à aujourd'hui, n'a vu réapparaître du

sucre dans les urines, et pourtant le premier traitement remonte au 4 juillet 1887. Ces cinq observations sont à peu près semblables, aussi nous ne
publierons que celle qui nous a paru la plus grave;
celle-ci remonte au mois d'août 1888, et jusqu'à ce
jour, la santé générale est parfaite.

M. X.... 60 ans, grand et bien musclé, obèse, a
eu des migraines, plusieurs attaques hémorrhoïdaires, une arthrite de l'épaule droite qui a duré
deux mois, deux coliques néphrétiques à 50 ans : le
glycose apparaît dans les urines à 49 ans et continue sans interruption depuis quinze ans, avec des
alternatives de diminution ou d'aggravation suivant
le régime alimentaire : il y a eu dans la vie du
malade une cause de profond chagrin, et le sucre,
qui jusqu'à ce moment ne dépassait pas 30 gr. par
litre, avec 2.500 gr. d'urine par vingt-quatre heures,
est aujourd'hui à 55 gr. par litre.

A partir de ce moment, les forces diminuent, et
le malade vient à Bourbon, 1er août 1888. Notablement amaigri, M. X... ne dort plus, ne mange plus,
a une soif intense, un découragement profond avec
sentiment de sa fin prochaine; toute promenade
devient une fatigue, accompagnée de dyspnée,
lourdeur de tête, vertiges fréquents, avec sensation
de chute en arrière : quatre litres d'urine par vingt-
quatre heures, dont la densité est 1,26, 53 gr. de
sucre par litre, urée 13, acide urique 0,22, acide

phosphorique, 0,25 : telle est l'analyse faite au
second jour de la cure. Il n'est prescrit aucun
régime alimentaire spécial. M. X. ne mange
presque rien.

Quatre verres d'eau de la Reine, 2 gr. de bicarbonate de soude, douche en pluie de deux minutes à
29 degrés, même traitement jusqu'au 10 août ; une
seconde analyse donne le résultat suivant :

Trois litres d'urine par vingt-quatre heures, 31 gr.
de sucre par litre, urée 14, acide urique 0,55. Jusqu'au 2 septembre 1888, il a été donné 30 douches,
vers la fin du traitement, six bains avec sudation de
trente minutes. A ce moment, les forces sont bien
meilleures, ainsi que l'état moral du malade. Une
analyse faite à Passy, au mois de janvier 1889,
donne le résultat suivant : dose, 920 gr. d'urine par
vingt-quatre heures, dont la densité est 1, 14, urée
19, sucre 1 gr.

A ce moment, il n'y a plus aucune soif, l'état
général est très bon et il se maintient encore
aujourd'hui, 1er décembre 1890. Deux analyses ont
été faites en 1890, et elles ne mentionnent que des
traces de glycose. M. X... a eu au mois de février
1890 une névralgie occipito-crânienne qui a duré
huit jours et a été très douloureuse. Les résultats
obtenus dans les quatre autres cas de diabète
arthritique ont été aussi satisfaisants ; chez le premier de nos malades, les analyses faites tous les

trois mois ne mentionnaient plus de trace de glycose et cela depuis trois ans : chez les trois autres,
la cure ne date que d'un an, les analyses trimes-
trielles n'accusent que 1 ou 2 gr. de sucre.

Le traitement du diabète arthritique par les arsé-
nicaux a donné de très beaux résultats : tout comme
à Vichy, le sucre diminue dans de notables proportions, à la Bourboule, le travail du regretté
Dr Danjoi en fournit la preuve, mais après la Bourboule comme après Vichy, le sucre réapparait bien
vite, l'action n'a été que momentanée ; nous avons
les preuves les plus évidentes de cette assertion
dans les observations des malades faisant partie de
notre clientèle et qui avaient suivi un traitement à
Vichy ou à la Bourboule ; nous ne publierons pas
ces observations peu consolantes au point de vue
des suites d'un traitement par les alcalins ou par
les arsenicaux, pour ne pas avoir l'air de faire un
procès *pro domo nostra.*

Nous ignorons ce que l'avenir nous réserve, relativement à la cure thermale du diabète arthritique
à Bourbon-Lancy ; les résultats obtenus sont loin
d'être suffisants pour émettre une opinion ferme
sur cette grave question, mais ce qu'on peut affirmer, c'est que ces eaux ne sont nullement dangereuses et qu'on trouve dans leur administration les
propriétés nécessaires pour la guérison des localisations de la diathèse arthritique, au nombre des-
quelles il faut mettre la glycosurie.

DES AFFECTIONS UTÉRINES

Par respect pour la tradition, qui nous enseigne les multiples indications qu'on peut remplir dans le traitement des affections utérines, nous avions réuni un grand nombre de matériaux pour pouvoir, appuyé sur l'observation, faire une monographie complète des maladies utérines ; mais le nombre des indications à remplir, relatives aux localisations de l'arthritisme est si considérable, les questions qui s'y rattachent comportent un tel développement que cette étude, qui ne devait être qu'une modeste brochure, devient un gros volume ; aussi, dans cette étude spéciale aux maladies des femmes, nous nous bornerons à une énumération rapide comprenant les variétés de lésions utérines qu'il faut envoyer à Bourbon-Lancy, suivie des résultats thérapeutiques que la pratique journalière nous enseigne comme vrais.

1° De la stérilité.

La tradition, depuis Ban, professeur à la Faculté de Paris, jusqu'à aujourd'hui, nous démontre l'heu-

reuse action d'une cure thermale contre la stérilité.
Depuis plusieurs siècles, les observations s'accu-
mulent dans les archives de la station et il nous a
été facile, en étudiant les traités publiés par de
Beaulieu, par Alibert, par le Dr Pinot et le Dr Tellier, de recueillir soixante-dix-huit observations
très concluantes qui prouvent, jusqu'à l'évidence,
l'heureuse intervention des eaux de Bourbon-Lancy
contre la stérilité.

Comme nos devanciers, nous pouvons relater un
fait analogue observé en 1889 : cette observation,
fort curieuse et fort rare, par suite de circonstances
vraiment extraordinaires dans lesquelles l'ovulation
s'est rétablie, pendant une cure de six semaines.

Mme X., 29 ans, mariée depuis dix ans, n'a pas
d'enfants, par la raison bien simple qu'elle n'a pas
ses règles depuis son mariage : la santé générale
est superbe, il n'y a aucun point douloureux dans
le ventre, et l'examen le plus attentif prouve que
l'utérus et ses annexes sont dans un état d'intégrité
parfaite, rien ne peut expliquer cette absence de
développement des vésicules de Graaf.

Au dixième jour du traitement, les règles apparaissent et durent pendant deux jours, la cure se
continue jusqu'au 4 septembre 1889, pendant trente
jours sans interruption et, le 3 septembre, une
seconde époque survient et dure quatre jours, plus
abondante que la première. Signalons une douleur

assez vive le premier jour de ces secondes mens-
trues, au niveau de l'ovaire gauche.

Mme X. revient chez elle et voit une troisième
époque arriver le 1er octobre, sans douleur ovarique.

Au mois de janvier, Mme X. nous écrit pour nous
faire part de son état de grossesse et, au mois d'août
1890, elle mettait au monde une fille très bien con-
formée et bien vivante.

Comme le Dr de Beaulieu, nous pouvons dire :
« Encore une heureuse femme qui a eu la satisfaction de la maternité après dix ans de mariage. »

La cessation de la stérilité par une cure thermale,
dans le cas de lésion utérine ou pré-utérine veut
dire : guérison de ces localisations et retour physiologique des fonctions ovariques ; dans le cas où
l'utérus et ses annexes sont sains, il nous faut bien
admettre, non pas une action spéciale, mais une
régularisation fonctionnelle qui permet aux ovules
d'arriver à une maturité complète ; quelle que soit
l'hypothèse qu'on émette, il faut savoir accepter le
fait scientifique et conclure que la stérilité ne cessera
que le jour où, par une action quelconque, la métrite
du col ou du corps utérin, l'endométrite, la congestion ou la phlegmasie des trompes, la lésion ovarique ou les corps fibreux auront disparu ; à ce
moment, la fécondation pourra s'effectuer et la cure
thermale aura, si elle réussit, les mêmes résultats
qu'on obtient après une intervention chirurgicale.

DES VARIÉTÉS DE MÉTRITE

Nous ne décrirons pas les lésions qui constituen
les diverses formes de métrite, tous les médecin
les connaissent, mais ce qu'ils savent moins bien
c'est que, parmi les utérus malades, il faut savoi
choisir et n'envoyer à Bourbon que la forme d
métrite douloureuse, les utérus irritables. Avec no
anciens collègues, Lucas Championnère, le Dr Des
nos, nous pouvons assurer, non pas la sédation
mais la guérison complète de ces formes névral
giques qui accompagnent si souvent les métrites e
les ovarites anciennes : les résultats seront tou
aussi satisfaisants dans les cas de poussées conges
tives liées à la diathèse rhumatismale, qui ont pou
siège de prédilection l'utérus et ses annexes : un
seule saison a suffi, dans plusieurs cas, pour mod
fier l'état constitutionnel des malades et les mett
à l'abri de ces congestions si souvent compliquée
de névralgies, témoin la malade envoyée, en 188
par le Dr Sevestre ; après six semaines de trait
ment, les douleurs ont disparu et encore aujour
d'hui la santé générale est très bonne.

DE L'ENDOMÉTRITE

L'endométrite, avec ses pertes sanguines si abo
dantes et si rebelles à tout traitement, se trouve so

vent amendée, et, parfois, complètement guérie par
le traitement thermal ; les injections utérines, à faible
pression, mais à température élevée de 40 à 46°,
constituent une puissante modification de ces états
utérins. Nous avons vu deux cas d'endométrite en
1889 et cinq en 1890. Parmi ces malades, deux
appartenaient à notre clientèle et toutes les deux,
sur notre conseil, avaient subi le curetage utérin ;
pendant les trois mois qui suivirent l'opération, les
métrorrhagies cessèrent complètement. Dès le neuvième mois, les accidents reparurent comme avant
l'intervention chirurgicale et, désolées de cet état
de choses, nos clientes vinrent à Bourbon. Le traitement a duré sept semaines et a produit un excellent résultat. Depuis ce moment, juillet 1889, les
règles sont régulières, un peu abondantes, mais ne
durent que cinq jours.

Parmi les cinq autres cas d'endométrite, observés
en 1890, trois n'ont retiré aucun bénéfice de la
cure, deux autres ont été très heureusement amendées mais non guéries. Le traitement thermal, institué après le curetage utérin, parait donner de bien
meilleurs résultats que dans les endométrites vierges
de toute intervention chirurgicale. Voilà ce qui ressort de l'étude des faits que nous avons observés,
nous n'oserons pas en tirer la conclusion logique,
pratiquer le curetage et prescrire ensuite une cure
thermale.

De l'Arthritisme.   16

Salpingite : Les cas de salpingite que nous avons pu suivre à la station sont trop peu nombreux pour que nous nous reconnaissions le droit d'émettre une opinion sur une question aussi grave.

Nous passerons sous silence le premier cas que nous avons eu à soigner à Bourbon, en 1889. Là, une cure, qui a duré cinq semaines, n'a eu d'autre résultat que de calmer les douleurs qui étaient très vives au niveau des trompes des deux côtés. Le second cas est très curieux par son mode de terminaison ; voici le résumé de cette observation :

Mme X., 27 ans, bien réglée jusqu'à 25 ans, a eu, il y a deux ans, une salpingite aiguë avec fièvre intense, vomissements, ballonnement énorme du ventre : l'état fébrile persiste pendant douze jours, et, lorsqu'un examen local est devenu possible, le médecin constate une énorme tumeur fluctuante au niveau de l'ovaire gauche, avec écoulement purulent par la cavité utérine. Pendant deux ans, la malade ne peut pas garder la position debout, les douleurs sont très vives, aussi est-elle décidée à se faire opérer, si un traitement à Bourbon ne procure aucun soulagement. L'examen, fait le 2 juillet 1890, donne les résultats suivants : salpingite suppurée à gauche, tumeur fluctuante ayant le volume d'une grosse orange, avec empâtement de tout le côté gauche du bassin ; le col, dévié à droite, laisser passer une assez grande quantité de muco-pus verdâtre, exploration rectale très douloureuse, légers accès de fièvre pendant la nuit, menstruation irrégulière peu abondante.

Au dix-huitième jour du traitement, la malade a un écoulement purulent très abondant par le vagin, lequel se continue pendant dix jours ; la collection purulente se vide par la trompe, dans la cavité utérine, et, à la palpation, on ne trouve plus trace de la tumeur qu'il était si facile de constater.

La malade a encore gardé le lit pendant deux mois, depuis le mois de janvier 1891, elle peut se lever et sortir sans éprouver la douleur qu'elle avait depuis deux ans. Il y a lieu de croire à une guérison définitive.

CORPS FIBREUX UTÉRINS

Les eaux chlorurées ont une action manifeste contre les fibromes utérins à toutes leurs périodes de développement ; pendant la période d'activité utérine, les hémorrhagies, qui en sont la conséquence directe, sont très heureusement modifiées par les injections utérines, administrées à haute température, et leur action est tout aussi évidente que contre les métrorrhagies de l'endométrite ; après la ménopause, le travail de régression dans l'épaisseur du corps fibreux est puissamment aidé

par une cure thermale. Les faits que nous avons
observés nous en ont fourni les preuves les plus
convaincantes : dans quelques cas, la diminution de
volume du fibrome se fait avec une très grande rapidité : une de nos malades, après avoir eu des hémorrhagies très abondantes pendant dix ans, pertes de
sang énormes, produites par un fibrome utérin qui
emplissait tout le bassin et dont le bord supérieur
se logeait derrière le rebord costal, sous la face
inférieure du foie, a éprouvé le bénéfice de cette
régression rapide, après une cure de deux mois à
Bourbon : le fibrome a diminué de 8 centim. dans
son diamètre transversal et, six mois après la cure,
on pouvait passer la main entre le corps fibreux et
les fausses côtes ; la conséquence de cette diminution considérable, dans le poids et le volume du
fibrome, s'est traduite par la possibilité de la marche
à pied, ce que la malade n'avait pas osé faire depuis
plus de dix ans ; depuis quinze mois Mme X. ne
perdait plus de sang, le travail de résorption se
faisait avec une lenteur extrême, la cure thermale a
réveillé ce travail, tout en modifiant heureusement
l'état général, très débilité par d'abondantes hémorrhagies qui duraient depuis plus de dix ans.

En résumé : 1° Pendant l'activité des fonctions
utérines, la cure thermale diminue et parfois arrête
les hémorrhagies causées par les fibromes.

2° Si la cure est faite au moment où la ménopause

peut s'établir, moment très variable suivant les malades, les résultats pratiques constatés se traduisent, dans presque tous les cas que nous avons vus, par un retard des époques qui deviennent moins abondantes, et souvent on voit manquer une ou deux menstruations; une de nos clientes, après une cure de deux mois à Bourbon, n'a eu qu'une époque hémorrhagique tous les trois mois, pendant l'année qui a suivi le traitement thermal.

3° Après la ménopause, la cure thermale fait cesser ces écoulements séreux, parfois très abondants, qui fatiguent les malades; le travail de régression, dans l'épaisseur du fibrome, nous a paru plus rapide et, sans conteste, hâté par l'action décongestive de nos eaux chlorurées et, dans tous les cas, les névralgies, provoquées par la pression du corps fibreux sur les organes contenus dans la cavité abdominale, ont été très amendées ou supprimées complètement.

Bourbon-Lancy, par les propriétés résolutives de ses thermes, sera très utile aux malades qui ont des métrites catarrhales du col ou de la cavité utérine et à celles, plus nombreuses, qui conservent d'anciennes adhérences produites par des phlegmasies ovariques, si souvent suivies de localisations névralgiques qui compromettent pour de longues années l'existence de ces pauvres malades.

Terminons ce résumé des affections utérines en rappelant aux médecins ce que nos devanciers ont dit et certifié dans tous leurs écrits, c'est qu'il faut surtout envoyer à Bourbon-Lancy les maladies utérines qui peuvent être rattachées à un état diathésique rhumatismal et, avant tout, les formes douloureuses des lésions utérines, quel que soit le siège de la localisation.

DES VARICES

ET DES SUITES DE PHLÉBITE

Dans l'étude que nous allons faire, nous ne décrirons ni le siège, ni les causes qui produisent les varices ; ce trouble trophique du système veineux, qui apparaît seulement à l'âge mûr, ne doit être considéré par nous qu'à un seul point de vue, les lésions anatomiques qu'on trouve dans les parois des veines, leur mode de production, les conséquences pathologiques qu'elles peuvent avoir, et enfin étudier principalement le mode d'action de nos eaux chlorurées, dont la puissance résolutive fait naître un travail de régression qui redonne au tissu veineux, l'élasticité qu'il avait perdue. Ces lésions, qui précèdent et constituent ce qu'on est convenu d'appeler des varices, sont indubitablement sous la dépendance de l'arthritisme ; et si on se refuse à les placer dans le cadre des lésions de cette diathèse, au moins est-on forcé de convenir que le goutteux et surtout le rhumatisant est beaucoup plus susceptible de voir se produire ces lésions dans les parois des veines, d'abord dans l'épaisseur des tissus profonds, un peu plus tard sous la peau.

Pour nous, nous admettons franchement la nature arthritique de l'ensemble de ces troubles trophiques qui sont la cause directe des varices; nous n'irons pas jusqu'à dire que ceux-là seuls deviendront des variqueux, qui sont entachés d'arthritisme, les causes déterminantes restant les mêmes, et nous pouvons affirmer que tous les variqueux que nous avons examinés sont des goutteux ou plus souvent des rhumatisants. La grossesse étant une des causes les plus fréquentes de varices, il serait peut-être possible d'élucider cette question en examinant un grand nombre d'accouchées au point de vue de cette diathèse.

Quelle que soit l'opinion qu'on se fasse, la marche de ces lésions est à peu de chose près toujours la même : la paroi veineuse devient plus ferme, elle s'indure par places, s'épaissit et la veine perd tous les jours sa souplesse et son élasticité; le diamètre intérieur s'agrandit par la dilatation des parois qui s'élargissent de plus en plus, par suite de la pression de la colonne liquide qui pèse d'autant plus que les valvules sont atrophiées, réduites à l'état de brides, ou accolées et couchées le long de la veine, ne servent plus de soutien au poids de la masse sanguine. C'est à ce moment qu'on voit apparaître les flexuosités, les bosselures, les am-

poules veineuses qui changent la forme et la direction de ces conduits : la lésion qui a produit de si
grands changements est pourtant bien simple, c'est
une prolifération successive de tissu conjonctif qui
se répand et s'organise entre les fibres lisses élastiques de la tunique moyenne de la veine, dont les
faisceaux se trouvent séparés et isolés les uns des
autres par cette production incessante de nouvelles
cellulles ; de sorte que, la résistance diminuant
dans la paroi malgré son épaississement, la veine
perd son élasticité et sa resistance, elle devient un
canal inerte qui continue à se dilater sous la pression qui augmente, en raison directe de l'affaiblissement des parois ; voilà bien ce qui se passe dans
une veine variqueuse, et telles sont les lésions
anatomiques que l'on constate dans cette forme de
sclérose, produite par un trouble de nutrition, dont
la diathèse est le principal facteur qui a, sans nul
doute, une origine centrale nerveuse, et c'est pour
cette raison que nous pouvons admettre l'heureuse action des eaux de Bourbon. Depuis que nous
étudions l'action de nos eaux thermales, nous avons
vu se guérir un assez grand nombre de variqueux
rhumatisants pour pouvoir légitimer l'hypothèse
que nous venons d'émettre ; pour nous, le mode
d'action des eaux est une reconstitution de l'influx
nerveux qui, tout en régularisant les phénomènes
de nutrition générale dans l'individu, détermine

un travail de régression dans les parois veineuses
sclérosées, et par suite la résorption du tissu
conjonctif de nouvelle formation. Les résultats cliniques obtenus dans la cure des varices nous ont
tellement étonné, malgré tout ce que nous avions
lu dans les auteurs du xviii° siècle, que nous avons
essayé de nous rendre compte de ce que nous avons
vu, oubliant la promesse que nous avions faite
d'éviter toute recherche théorique. Nous aurions
dû nous contenter de ce fait si souvent constaté,
la résorption complète des tissus de nouvelle formation, qui épaississent les synoviales dans les
arthrites chroniques, comme la disparition des
points épiphisaires, dans quelques cas de rhumatisme osseux. Quel que soit le bien fondé de cette
théorie, les résultats enregistrés au point de vue de
la cure des varices sont concluants, non pas que
nous ayons obtenu, ce qui est impossible, la cure
radicale de la sclérose veineuse, mais nous avons
très heureusement amendé tous nos variqueux, et
plusieurs d'entre eux, dont nous allons donner les
observations, ont pu reprendre leur vie ordinaire
alors qu'ils étaient sous le coup d'une infirmité.

VARICES, PHLÉBITE INTERCURRENTE

Mlle X., 61 ans, pas d'enfants, a des varices très
volumineuses sur les deux saphènes internes depuis

l'âge de 25 ans, et pourtant elle est rentière et ne
fait rien de fatigant.

Cette malade a à son acquit la tare arthritique
paternelle et maternelle, sa mère a eu des ulcères
variqueux à l'âge de 40 ans ; elle-même a eu des
migraines, des eczémas symétriques, des névralgies
crâniennes et faciales fréquentes, deux attaques de
rhumatisme articulaire sub-aigu, une à 30 ans, une
à 45 ans ; c'est pendant la convalescence de cette
dernière attaque qu'elle a eu une double phlébite
sur les deux saphènes internes : ces phlébites, qu'on
suppose devoir guérir les varices, leur ont donné
un nouvel essor, et depuis cette époque (1879), les
veines sont devenues énormes, flexueuses, et dans
les creux poplités, on constate une véritable tumeur
irrégulière, bosselée et noirâtre : un œdème considérable, qui s'étend dès malléoles à la partie inférieure de la cuisse, a doublé le volume des membres ;
cet état dure depuis huit ans, la malade marche à
peine à l'aide de deux béquilles, et ses bas élastiques ne maintiennent plus rien.

Au mois de juillet 1888, la malade fait une cure
d'un mois à Bourbon, le traitement est bien supporté.

Retour à Bourbon en 1889 pour une seconde cure
d'un mois ; l'œdème des jambes a presque disparu
tout entier, il ne reste qu'un peu d'empâtement
autour des malléoles ; les veines, moins saillantes,

plus souples, moins tortueuses, ont retrouvé une partie de leur élasticité ; les énormes paquets du creux poplité, même dans la position verticale, sont diminués de moitié de leur volume, la contention par des bas élastiques et une genouillère est effective, et la malade peut marcher à l'aide de deux cannes pendant vingt minutes. A la fin de la seconde cure, la marche est plus facile, elle peut s'exécuter pendant plus d'une heure sans soutien d'aucune espèce, et sans déterminer cette sensation de pesanteur douloureuse qu'éprouvait la malade depuis de longues années. La phlébite des deux saphènes n'a laissé aucune trace, on ne trouve plus d'induration sur le trajet des veines, et la perméabilité paraît complète sur leur parcours. Nous croyons qu'après une troisième saison, la malade marchera aussi facilement qu'avant 1881, époque des phlébites, c'est tout ce que demande notre cliente qui se voyait déjà infirme comme sa mère.

VARICES SUPERFICIELLES DE LA CEINTURE AUX PIEDS.
PHLÉBITES MULTIPLES

Mme X., 50 ans, n'a qu'un fils de 22 ans ; mère morte d'une affection de cœur, ayant eu pendant vingt ans un rhumatisme chronique progressif, père goutteux. Elle-même a eu deux attaques de rhumatisme articulaire sub-aigu, la dernière attaque est

survenue en plein cours de phlébite ; ces phlébites
successives ont duré pendant neuf ans, de 1879 à
1887 ; dans cette période, il est survenu quatorze
ou quinze localisations phlébitiques, dont les sièges
principaux ont été les saphènes externes et internes,
la veine fessière gauche, les deux épigastriques,
deux veines superficielles thoraciques au niveau des
deux dernières côtes et les deux pédieuses ; comme
le disait la malade, le plus léger froissement de la
peau était une occasion de phlébite. Nous pourrions
invoquer le témoignage du Dʳ Hardy qui a soigné
cette malade et celui de notre excellent collègue,
le Dʳ Sénac, qui ne voulait, à aucun prix, prescrire
un traitement à Vichy, où nous avions envoyé
Mᵐᵉ X. à la suite d'une violente colique hépatique ;
la cure à Vichy a réussi fort bien, et ne pouvant
plus marcher, tant était devenu insupportable le
poids des membres inférieurs, Mᵐᵉ X. vint de
Vichy à Bourbon en 1887. Tous les téguments,
depuis la ceinture jusqu'aux orteils, ont une teinte
noir bleuté, et l'on constate dans l'épaisseur de la
peau un lacis inextricable : le réseau variqueux, de
forme et de nuances variées, représente un lacis
inextricable de veinules qui est surtout apparent sur
la paroi abdominale, sur la région fessière gauche,
à la partie interne et postérieure des cuisses, et
sur la jambe gauche ; il est cloisonné en tous sens,
losange, trapèze, rectangle limités par la saillie de

veines plus volumineuses, mais sans tumeur appréciable.

Ce n'est qu'avec peine que la malade peut marcher dans sa chambre, elle n'ose plus sortir.

La première saison de dix-huit jours produit un très faible résultat : la malade revient à Bourbon en 1888 et reste vingt-deux jours. Dans le courant de l'année qui a suivi la seconde cure, les bons effets du traitement se manifestent : d'abord sur le réseau veineux des téguments, qui reprennent une teinte presque normale ; plus tard, la saillie des saphènes est beaucoup moins considérable, l'œdème des jambes disparaît : pas de phlébite nouvelle, il survient quelques douleurs le long du plexus crural et dans les épaules.

En 1889, la ménopause s'établit, et la malade qui depuis neuf ans avait des métrorrhagies abondantes. ne perd plus rien.

Troisième saison à Bourbon en août 1890, celle-là plus longue et plus facile à diriger ; les résultats en ont été très heureux, attendu que, aujourd'hui février 1891, la malade peut aller à pied de Passy à Paris, sans trop de fatigue ; toute injection veineuse de la peau a disparu, et ce n'est qu'après un examen très attentif qu'on sent sous les doigts, même dans la station debout, le trajet des deux saphènes. La malade a encore de temps en temps des douleurs rhumatismales dans les jambes.

VARICES DES DEUX MEMBRES INFÉRIEURS

M. X., 54 ans, rhumatisé héréditaire, a eu des eczémas prurigineux alternant avec des attaques de gastralgie et de névralgies épi-crâniennes ; après une saison de chasse, les pédieuses des deux côtés et la saphène interne gauche font saillie sous la peau ; dans l'espace de dix ans, de 30 à 40 ans, toutes les veines latérales deviennent variqueuses, et, dans le creux poplité droit, il se forme d'énormes paquets de veines, dont la contention est très douloureuse ; à 41 ans, phlébite de la saphène droite, deux mois au lit.

En 1887 et 1888, le malade fait une cure à Bourbon, parce qu'il ne peut plus supporter les bas élastiques ; après une promenade de vingt minutes, il est forcé de s'asseoir, la tumeur veineuse du creux poplité devient énorme et est très douloureuse ; le membre droit surtout devient très lourd et refuse tout service.

Ce n'est qu'après une troisième saison en juillet 1889, que l'amélioration devient évidente : la marche facile sans temps d'arrêt comme l'année dernière, les veines des deux jambes sont moins saillantes, plus souples, et se vident facilement sous la pression du doigt : la tumeur veineuse du jarret a diminué d'une manière notable, les plaques eczémateuses des jambes n'ont pas reparu depuis l'année dernière, la chasse est redevenue facile.

Nous avons sous les yeux onze observations semblables dont nous ferons grâce à nos lecteurs, les résultats ont été tous favorables ; nous nous croyons donc autorisé à conclure que les varices classiques et les suites de phlébites sont curables par un traitement thermal, si par curabilité on entend ce que nous avons souligné dans les observations précédentes, la diminution du volume des veines, leur élasticité retrouvée, une circulation veineuse générale assez améliorée pour que le malade retrouve la faculté de marcher.

On a pu constater que l'œdème qui suit les phlébites comme celui qui accompagne les varices, disparaît en même temps que se manifeste l'amélioration dans l'état local ; la même observation peut être faite en faveur de l'œdème qui suit une phlébite d'emblée et qui est d'autant plus considérable que la veine enflammée est plus importante, et son rôle dans la circulation plus capital ; aussi plusieurs localisations phlébitiques sur le même membre produisent-elles un œdème parfois énorme, même lorsque les veines collatérales en sont le siège : quel que soit le volume produit sur un ou sur les deux membres inférieurs, l'action d'une cure thermale à Bourbon-Lancy est manifeste, et la guérison en est parfois assez rapide ; nous n'en voulons pour preuve que le fait suivant que nous avons observé dans notre clientèle, et pour lequel nos eaux chlorurées ont donné un excellent résultat.

PHLÉBITES MULTIPLES, ŒDÈME CONSIDÉRABLE DES MEMBRES INFÉRIEURS

Mme X., 45 ans, rhumatisée héréditaire, a eu plusieurs attaques de rhumatisme musculaire ; elle a depuis plusieurs années des dermatoses herpétiques, eczéma étendu, prurigineux, humide, parfois localisé aux oreilles et à la région ano-vulvaire.

En dehors de toute localisation rhumatismale, la malade a eu une phlébite, qu'elle affirme avoir eu pour siège la veine fémorale gauche, d'après le diagnostic du médecin qui l'a soignée à cette époque 1887 ; nous sommes obligé d'accepter ce diagnostic, quoique douteux. Mme X. revient chez elle, et, appelé pour lui donner des soins, nous constatons quatre nouvelles localisations phlébitiques ; une sur la partie supérieure de la saphène interne, près du creux poplité gauche, la seconde sur le milieu du parcours de la saphène interne du même côté, la troisième à droite, sur une collatérale interne de la fémorale, et la dernière sur la partie moyenne de la saphène interne du même côté droit.

Ces phlébites survenues successivement ont forcé la malade à garder le lit pendant sept mois ; au

De l'Arthritisme.   17

moment de la convalescence, l'œdème des deux
membres inférieurs était énorme, du pli de l'aine
jusqu'aux pieds ; toute position verticale est impossible.

Ce n'est qu'au mois de juin 1887 que la malade
peut être transportée à Bourbon, où elle fait une
saison d'un mois, avec amélioration si notable,
qu'au retour, la malade peut marcher assez facilement.

Une seconde saison, en 1889, fait complétement
disparaître toute trace d'œdème, et le retour à la
santé est complet en 1890. C'est à peine si l'on sent
sous la peau la saillie des saphènes, mais l'éruption
eczémateuse a reparu avec quelques douleurs rhumatismales le long du sciatique. Le traitement thermal à suivre doit surtout avoir en vue la présence
d'un caillot dans une veine inaccessible au doigt
qui explore ; aussi toute douche à forte pression doit-
elle être bannie de la cure, et ce ne sera qu'après
deux ou trois mois de convalescence que les malades
devront venir se soigner à Bourbon-Lancy ; avec ces
précautions, la cure de l'œdème post-phlébitique
sera facile, sûre et le résultat en sera favorable.

SCLÉROSE ARTÉRIELLE

Les lésions que nous venons d'étudier dans
l'épaisseur des parois veineuses se retrouvent dans
les tuniques artérielles ; ce sont ces désordres qui
constituent ce qu'on appelle les athéromes artérielles ; les artères, comme les veines, présentent
des points rétrécis, d'autres dilatés ; elles deviennent
flexueuses sur divers points de leur trajet, dures,
résistantes et augmentent d'épaisseur : leur mem-
brane interne offre des sillons, des duplicatures,
des empâtements irréguliers variant d'aspect et de
forme ; leurs parois s'épaississent par une prolifération de cellules, fusiformes ou étoilées, qui subissent
une dégénérescence graisseuse à mesure que la
lésion fait des progrès.

Les fibres élastiques de la tunique moyenne se
dissocient et finissent par s'atrophier, l'artère perd
son élasticité et devient très résistante sous la pression du doigt ; sur divers points amincis de l'endo-
thélium, on trouve des foyers de ramollissement sur
lesquels glisse le liquide sanguin : ces points de

bouillie athéromateuse, envahis par des cristaux de cholestérine, sont souvent le point de départ de coagulations variables de volume, qui deviennent l'origine du thrombus. Après ce rapide exposé des lésions produites par la sclérose, on comprend aisément les conséquences qui en découlent au point de vue de la nutrition des organes, cerveau, poumons, tissus des reins, dont les artères se trouvent envahies par ces lésions athéromateuses. C'est dans l'épaisseur de leurs tissus qu'il faut aller constater ces points de ramollissement multiples ; si l'athérome frappe des artères de minime dimension, il produit ces foyers hémorrhagiques peu étendus, qui semblent avoir pour siège de prédilection les corps striés, les couches optiques ou la protubérance annulaire ; les poumons et les reins ne viennent qu'au second plan, comme fréquence des lésions athéromateuses.

Arrivé à ce point, le traitement balnéaire n'a pas à intervenir, il serait plus nuisible qu'utile ; ce n'est qu'au début de cette localisation artérielle que le médecin, guidé par des syndromes, qui font rarement défaut, peut espérer obtenir non pas la guérison, mais un temps d'arrêt dans la marche de l'affection.

C'est là qu'il doit être plus que prudent, s'il a souci d'éviter tout phénomène congestif qui ne ferait que précipiter le mal. Depuis deux ans, nous voyons

venir à Bourbon un athéromateux âgé de 59 ans,
dont la vie a été fort agitée et qui est venu demander un soulagement à nos eaux, pour un état dyspnéique qu'il nous a été impossible de localiser en
un point quelconque des orifices ou des valvules
cardiaques.

Deux saisons ont été faites en 1889 et 1890, fort
bien supportées par le malade dont les manifestations rhumatismales ont été fort nombreuses depuis
dix ans ; son père est mort apoplectique, un frère
plus jeune est mort d'accidents cérébraux diabétiques, et une sœur, qui avait quatre ans de plus
que lui, est morte d'une lésion du cœur, suite de
rhumatisme articulaire aigu. Depuis cinq ans, notre
client n'a pas de nouvelles localisations, mais il ne
peut plus respirer dès qu'il monte un escalier ou
qu'il marche un peu vite sur un plan horizontal, et
l'examen le plus attentif ne fournit qu'un résultat
négatif : le cœur est sain, les poumons à leur état
normal présentent peut-être un peu d'affaiblissement du murmure vésiculaire : l'urine normale,
acide urique en excès, quelques vertiges pendant la
marche et la gêne de la respiration sont les seuls
troubles fonctionnels qui existent; mais les radiales,
les fémorales, les pédieuses, les temporales sont
dures, flexueuses, très résistantes sous le doigt et
les pulsations cardiaques sont larges, pleines, avec
un pouls fort et peu dépressible.

Après deux saisons passées à Bourbon-Lancy, au mois de novembre 1890, les artères ont manifestement perdu une partie de leur dureté : le pouls, encore dur et résistant, est bien moins large et moins plein, l'impulsion cardiaque à la pointe est restée la même, mais ce qui s'est amélioré dans de très grandes proportions, c'est la dyspnée, qui n'existe plus qu'à l'état de souvenir ; en effet, le malade peut monter plusieurs étages assez facilement : au mois d'août dernier, M. X. montait presque tous les jours à Bourbon, dont l'altitude est de 225 mètres, sans aucune gêne appréciable de la respiration. Où était la cause première de cette dyspnée que nous avons constatée et qui existait depuis près de cinq ans ? Faut-il incriminer l'athérome généralisé, faut-il admettre des lésions plus avancées dans l'artère pulmonaire ou dans ses bifurcations dans le tissu des poumons ? Ces hypothèses sont admissibles, mais pour nous, qui avons promis de ne considérer que le résultat pratique, nous dirons que les deux saisons passées à Bourbon ont produit le plus grand bien au malade, et cela doit suffire au médecin praticien.

Un autre fait clinique que nous avons pu suivre pendant plusieurs années, nous oblige à admettre pour les artères ce que nous avons décrit pour les veines ; de même qu'il y a des phlébites d'emblée, il peut survenir des artérites qui se développent sur une étendue variable du canal artériel, en dehors de toute autre localisation d'origine arthritique, et éclate avec tous les signes objectifs d'une phlegmasie avec double localisation artérielle, sur la fémorale et sur l'artère faciale, ainsi que nous le verrons dans l'observation que nous allons donner.

M. X. a 62 ans, son père est mort apoplectique à la suite de plusieurs accès, à l'âge de 68 ans.

M. X. a eu un nombre très respectable de localisations rhumatismales pour qu'on puisse avoir le moindre doute sur la nature de sa constitution; névralgie, rhumatisme musculaire, dyspepsie atonique qui a duré quinze ans, diarrhée chronique pendant plusieurs années, qui réapparaît encore aujourd'hui avec le moindre écart dans le régime alimentaire comme quantité ou qualité d'aliments : urine très souvent chargée d'acide urique, avec des fonctions des reins irrégulières comme quantité d'urine émise par 24 heures, allant facilement et suivant l'état général, de 800 à 1.500 et 1.800 gr. par 24 heures; la sécrétion se fait très abondamment pendant une nuit et s'arrête pendant presque toute la journée, où tout au moins elle est très faible.

En 1887, la santé générale étant à peu près satisfaisante, M. X., après une promenade un peu longue pour lui, est pris de douleurs vives dans le pli de l'aine gauche et est obligé de garder le lit : dès le lendemain, toute la région qui constitue le triangle

de Scarpa est rouge, tuméfiée, chaude et très douloureuse ; il existe une douleur très vive, localisée
sur le trajet de la fémorale, depuis le ligament sous
lequel elle passe jusqu'au sommet du triangle ; à ce
point et sur tout le trajet de l'artère, le doigt perçoit
des battements largement expansifs, isochrones
aux pulsations de la radiale, et soulève toutes les
parties molles : sous la peau enflammée, on perçoit
quelques ganglions augmentés de volume, dont un
à cheval, en travers de l'artère. Cette poussée congestive survenue dans une nuit, se calme après
cinq jours de repos, et alors on peut s'assurer que
le volume de la fémorale a augmenté, ses parois,
dures, bosselées, sont le siège de battements vio-
lents sur une étendue de 5 centim. environ et, dans
le milieu de son parcours, l'artère paraît deux fois
plus volumineuse que la fémorale droite ; il existe
un renflement à la partie moyenne qui va en diminuant en haut sous le ligament de Poupart, en bas,
vers l'extrémité du triangle, de sorte que la fémorale a un aspect fusiforme, qu'il est aisé de constater
lorsque l'empâtement des parties molles et des ganglions a été résorbé. Pendant la période aiguë, qui
a duré huit jours, pendant la convalescence qui
a duré trois semaines, il n'est survenu aucun trouble
de nutrition dans les membres inférieurs, tout est
rentré dans l'ordre, et le malade a pu reprendre ses
occupations.

Depuis 1887 jusqu'à ce jour, dans l'espace de trois ans, il est survenu quatre nouvelles poussées congestives sur les parties molles, simulant un accès de goutte avec douleurs lancinantes s'irradiant tout le long du plexus crural, mais les parois de l'artère n'ont pas été atteintes.

Après deux saisons passées à Bourbon, l'élasticité et la souplesse des parois artérielles de la fémorale ont reparu, et son diamètre est, à bien peu de chose près, semblable à celui de la fémorale droite; la marche est facile, mais ne peut pas être soutenue longtemps, sous peine de douleurs dans le pli de l'aine.

Au mois de mars 1890, l'artère faciale, à son point de passage sur le bord inférieur du maxillaire droit, dans une étendue de 2 centim., est devenue douloureuse, a augmenté de volume, ses parois se sont épaissies et une large plaque d'érithème a envahi les téguments de la portion inférieure de la joue droite; à ce niveau, le gonflement a été peu considérable, mais la glande sous-maxillaire tout entière est devenue douloureuse, très saillante sur le bord du maxillaire.

Cette poussée congestive avec artérite d'une portion de la faciale, facile à constater dans cette région, a duré sept jours et tout a disparu; les parois artérielles sont restées dures, irrégulières, et, encore aujourd'hui, décembre 1890, la faciale droite est d'un tiers plus grosse que la gauche : la glande sous-maxillaire a conservé une sensibilité au froid très grande et, par deux fois, depuis la production de cette phlegmasie artérielle, nous l'avons vue s'hypertrophier, devenir douloureuse au toucher et persister dans cet état pendant quinze jours.

Cette double localisation d'artérite est très rare, c'est ce qui nous a décidé à publier cette observation détaillée. Le malade vient à Bourbon tous les ans, la santé générale est meilleure, et depuis trois ans, nous n'avons pas eu à constater de nouvelles manifestations arthritiques.

PARALYSIES

Au point où nous sommes arrivés, l'étude de la paralysie de la sensibilité et du mouvement est bien à sa place ; malgré la gravité des lésions centrales qui donne naissance aux diverses formes de paralysie, nous serons forcés de traiter brièvement cette importante question, parce que les matériaux qui nous sont personnels nous manquent, et qu'il nous faut, pour pouvoir étudier les indications d'une cure thermale à Bourbon-Lancy, nous appuyer exclusivement sur la tradition. En effet, tous les auteurs qui ont écrit sur les propriétés des eaux de Bourbon se sont plu à vanter les résultats qu'on peut obtenir à cette station, et les heureux effets de nos eaux contre les paralysies du sentiment et surtout du mouvement. Cette réputation fort ancienne, établie sur des faits incontestables, fait partie, pour ainsi dire, du domaine public, puisque Mme de Sévigné disait dans une de ses lettres : « On voit ici un grand nombre d'infirmes et de paralytiques, ces eaux brûlantes en guérissent quelques-unes, mais en laissent à d'autres. »

Tous les traités que nous avons parcourus depuis Bailleu jusqu'au Dr Rotureau, tous admettent, sans conteste et comme une chose acquise, la guérison des hémiplégies et des paraplégies, conséquences d'un foyer hémorrhagique cérébral ou d'une lésion de la moelle ; la guérison est constatée dans un grand nombre d'observations publiées dans un livre du Dr Tellier, qui est un travail très consciencieux et fort bien fait. Pendant dix-huit ans, le Dr Tellier a été inspecteur des thermes de Bourbon, il a recueilli un grand nombre de cas d'hémiplégies et de paraplégies ; les suites du traitement thermal ont été très heureuses, la plupart de ses malades ont retrouvé la possibilité de marcher, et cela sans accident congestif pendant la durée de la cure.

Ce fait d'observations vient à l'appui de ce que nous disions en étudiant les propriétés physiologiques de nos eaux, nous affirmions leur faculté décongestive ; le Dr Tellier est autrement affirmatif encore et, comme nous, il recommande aux médecins de n'envoyer leurs paralytiques d'origine cérébrale qu'après un an au moins à partir du jour de l'attaque apoplectique : « Avec cette précaution, dit le Dr Tellier, nous nous chargeons de guérir les hémiplégiques et les paraplégiques par lésion centrale du système nerveux.

Ainsi que nous le disions, n'ayant pas un nombre suffisant de preuves personnelles, comme notre

ancien collègue, nous admettrons la possibilité de
la guérison de ces paralysies, sans danger aucun
pour le malade, si le traitement est conduit avec
prudence.

Nous avons eu à soigner un assez grand nombre
de paralysies dites rhumatismales, paralysies *a fri-*
gore, et nous pouvons certifier leur guérison rapide.
Il en est de même des parésies musculaires qui
accompagnent la goutte ou le rhumatisme chronique, et les localisations anesthésiques ou hyperesthésiques qu'on trouve si souvent à la suite des
névrites ou des péri-névrites. Ces troubles de la
sensibilité cèdent facilement tout comme les troubles
trophiques qui accompagnent les névralgies rebelles
ou les myalgies, avec atrophie des masses musculaires.

Qu'il nous soit permis cependant de citer une
observation que nous avons pu suivre à Bourbon.

La femme d'un de nos collègues de Paris vint à
Bourbon pour se soigner d'une hémiplégie droite
avec aphasie, quinze mois après le début des accidents. Cette paralysie complète, avec contracture
des muscles du bras droit, s'est si bien guérie à la
station, qu'après deux saisons, la malade a pu écrire
une lettre et l'écriture en était, ma foi, très lisible.

DE LA CURE DES MALADIES DU CŒUR
A BOURBON-LANCY

Dans l'immense majorité des cas, les lésions du cœur que nous avons à soigner sont la conséquence directe d'une ou de plusieurs attaques de rhumatisme articulaire aigu ou sub-aigu ; les faits d'endocardite ou d'aortite d'emblée sont l'exception. Dans les services hospitaliers, les localisations produites sur l'endocarde ou sur l'aorte par la fièvre rhumatismale, sont très bien étudiées et admirablement soignées ; mais la crise terminée et la convalescence faite, le malade reprend sa vie ordinaire, et il est impossible de suivre pas à pas l'organisation des lésions qu'on a vues naître, et qu'on ne retrouvera à l'hôpital que le jour où celui qui les porte, arrêté dans sa vie de travail par les accidents qu'elles ont déterminés dans l'état général, ne pourra plus suffire à son labeur quotidien.

Dans la pratique civile, l'étude de ce qui doit être un rétrécissement mitral ou une insuffisance aortique est beaucoup plus facile pour le médecin qui veut bien se donner la peine d'y regarder ; il peut voir se dérouler une affection cardiaque, depuis l'origine de la lésion sur l'endocarde, jusqu'à l'apparition du premier accès de la dyspnée d'effort, qui ne tardera pas à arriver à cet état qui est le dernier pas vers la mort, et que tous les médecins ont décrit sous le nom de cachexie cardiaque.

Justement préoccupé et attristé par un pareil état de choses, sachant qu'à un moment donné, le médecin, en dehors de quelques médicaments dont il peut faire un utile usage, n'a plus qu'à contrôler les progrès d'une lésion qui va emporter le malade dans un espace de temps fort court, nous nous sommes attaché à prévenir, par une thérapeutique énergique, les lésions orificielles du cœur qui surviennent pendant l'attaque articulaire fébrile. Dans ces cas, nous tentons toujours la jugulation de l'attaque aiguë rhumatismale, ainsi que nous l'avons vu faire, pendant notre internat à l'Hôtel-Dieu, par le Dr Guérard, et à l'hôpital Necker, par le Dr Bouley. Nous avons transporté dans notre clientèle le traitement de l'attaque rhumatismale poly-articulaire par le sulfate de quinine à la dose de 2 gr. par 24 heures, donné en huit doses de 25 centigr. toutes les trois heures, sans respecter le sommeil des malades. Jusqu'à ce jour, à l'hôpital et en ville, cette pratique médicale nous a réussi, et nous n'avons eu à constater qu'une seule fois une atteinte cardiaque chez une malade qui fera le sujet de la deuxième observation que nous publierons plus

loin ; nous ajouterons que, dans ce cas, le rétrécissement mitral s'est produit et a commencé à s'or-
ganiser à la fin d'une attaque de rhumatisme articulaire sub-aigu à peine fébrile.

Placé en face d'une aussi grave maladie, la conduite du médecin nous semble tracée d'avance ;
d'abord, et c'est le point capital, instituer la jugulation du rhumatisme, dont l'attaque est une menace
constante pour le cœur et les gros vaisseaux ; faire
cesser le plus rapidement possible cette fièvre rhumatismale qui aura d'autant plus de loisir de créer
des lésions orificielles ou valvulaires, qu'elle durera
plus longtemps, d'où la nécessité de les prévenir
par une médication énergique.

Une fois la localisation établie, il faut encore se
hâter pour arrêter son organisation sur place et la
soigner énergiquement tant qu'elle est à l'état de
maladie locale, sans retentissement aucun sur l'organisme. Pour atteindre ce résultat, avec un régime
très sévère, le médecin prescrira les iodures à
hautes doses et, par ce moyen, il aura une action
manifeste sur l'évolution de ces lésions cardiaques
de nouvelle formation : voilà la conduite à tenir et,
malgré tout, le nombre de malades qui meurent de
maladies du cœur est considérable ; c'est pourquoi
nous nous sommes déjà demandé, depuis quelques
années, si une cure thermale à Bourbon-Lancy ne
serait pas profitable à ces malades.

Nous connaissons le livre écrit par le Dr Dufresne de Chassaigne, intitulé *Du traitement et de la guérison des anévrismes du cœur*, et nous avons lu la brochure de M. le Dr Blanc qui prône la guérison des lésions du cœur par les eaux d'Aix. Le traité de Dufresne de Chassaigne comprend deux parties distinctes : la première, fort longue, exclusivement consacrée à l'anatomie, et la seconde, en partie clinique, comprend les observations. Nous n'avons rien à dire de la première partie, qui est classique et vraie ; mais dans la seconde, qui est la plus importante, les observations relatées n'ont rien de scientifique ; on ne peut pas arriver, en les lisant avec soin, à comprendre ni la nature, ni la forme, encore moins le siège des lésions du cœur, le mot anévrisme du cœur renferme tout le diagnostic : c'est vraiment trop peu pour une maladie aussi grave, et on frémit à la pensée que les malades prenaient des bains d'étuve à 45°, et ils guérissaient, affirme l'auteur de ce livre. Pareille conduite ne nous tente pas, et nous n'oserions jamais prescrire un pareil traitement.

L'action curative des eaux d'Aix nous est plus connue par les résultats que nous avons pu constater sur les nombreux clients qui sont allés, pour des localisations rhumatismales, faire une cure à cette station sulfurée. Il résulte de cette étude que la puissance de cette eau minérale se

De l'Arthritisme.   18

traduit, trop souvent, par une violente poussée
sur la circulation générale pour que l'on puisse,
en toute sécurité, la prescrire sous quelque forme
que ce soit, dans le traitement des lésions du cœur,
d'origine rhumatismale ; en exprimant une pareille
opinion, nous ne faisons que suivre les indications
médicales du Dr Jaccoud qui, par crainte des
phénomènes congestifs que peuvent déterminer les
eaux sulfurées, n'a jamais conseillé aux rhumatisants une cure thermale sulfureuse, quelle que
soit la station. Nous ne nions pas aux stations sulfurées leur puissance de résorption sur les produits
de localisations du rhumatisme chronique, nous les
avons vus se produire : mais nous sommes aussi
certain, par l'étude des faits que nous avons pu contrôler, de la facilité avec laquelle se produisaient
les phénomènes congestifs dans le cerveau, dans le
poumon et surtout dans la glande hépatique ; ce n'est
donc pas une station thermale sulfurée que nous conseillerons aux cardiaques d'origine rhumatismale.

Ainsi que nous l'avons dit plus haut, lorsque,
malgré la tentative de jugulation par le sulfate de
quinine, une lésion cardiaque se sera produite,
nous la soignerons énergiquement par un régime
très sévère, par des révulsifs très souvent répétés,
par les iodures à hautes doses et si, après une année
de traitement, la maladie du cœur n'est pas enrayée
ce qui, malheureusement, arrive fort souvent, nous

n'hésitons pas à conseiller une cure thermale à
Bourbon-Lancy.

Voici les raisons qui nous ont déterminé et qui
ont servi à tracer notre conduite ; l'avenir jugera si
nous sommes dans le vrai.

Une étude sérieuse, poursuivie pendant huit
années, nous a prouvé, jusqu'à l'évidence, que les
eaux chlorurées moyennes de Bourbon sont sédatives ; l'observation la plus scrupuleuse des modifications apportées par la cure balnéaire sur l'état du
pouls et des mouvements du cœur, pendant et
après l'ingestion de l'eau de la *Reine*, pendant ou
après le bain ou la douche localisée, nous a fourni
la preuve la plus évidente que l'action sur la circulation pouvait être considérée comme nulle, tant elle
est faible ; ces expériences ont été répétées si souvent qu'elles ont déterminé dans notre esprit la
conviction la plus ferme, et que c'est en toute
confiance que nous conseillerons cette cure thermale
contre les lésions du cœur d'origine rhumatismale.

C'est avec la plus extrême prudence que nous
instituons ce traitement, variable dans ses prescriptions, suivant la localisation cardiaque, son siège,
son ancienneté, son étendue et le degré d'organisation auquel la lésion est parvenue. Ce n'est qu'après
avoir fait un examen approfondi de tous les organes,
après nous être rendu un compte exact des complications, s'il en existe, et après avoir déterminé

aussi exactement que possible l'état de compensation du cœur, que nous commençons la cure. Aussi
est-ce avec instance que nous prions ceux de nos
collègues qui voudront bien nous aider à juger
cette grave question de thérapeutique, de vouloir
bien nous envoyer leurs cardiaques deux ou trois
mois au plus après l'attaque de rhumatisme qui a
produit ces lésions ; tous les médecins admettront
avec nous que la régression à obtenir sera d'autant plus facile que la formation en sera plus
récente ; l'étude de l'anatomie pathologique des
lésions provoquées par l'attaque de rhumatisme
articulaire nous ont fourni les preuves les plus
évidentes ; simple congestion localisée au début,
avec infiltration sous-séreuse et prolifération cellulaire, etc., etc., ce n'est que plus tard que surviennent toutes les transformations que tous les
médecins connaissent, dans l'épaisseur des tuniques
artérielles, dans l'endocarde comme dans le myocarde. Il est donc de la plus grande importance de
soumettre ces lésions à la cure thermale pendant la
première période de leur organisation ; les faits
qu'on lira plus loin prouvent cette vérité capitale.

Le traitement thermal peut être appliqué contre
une organisation complète des lésions athéromateuses, en s'entourant de toutes les précautions
nécessaires au commencement de la cure, mais à la
condition absolue que la compensation physiolo-

gique du cœur ne soit pas atteinte. Le traitement
thermal doit être appliqué avant que la dyspnée ne
soit établie en permanence, avant que le foie n'ait
acquis des proportions considérables, et, avant tout,
il ne faut pas attendre, pour prescrire ce traitement,
que les poumons soient le siège d'une infiltration
œdémateuse ; pour nous, cette complication est la
contre-indication la plus formelle de toute cure
thermale. Les urines rares, contenant un léger précipité albumineux, l'œdème des membres inférieurs,
même à un degré notable, la gêne de la respiration
pendant la marche ascensionnelle, une augmentation
assez notable dans le volume du foie, ne constituent
pas des contre-indications formelles : on peut soigner
ces malades, tandis que nous n'avons jamais osé
instituer un traitement, lorsque nous avons constaté la présence de la matité à la base de la poitrine,
avec râles muqueux abondants dans les poumons : nous
verrons plus tard si l'étude de ces faits nous rendra
plus confiant ; jusqu'à ce jour, nous prescrivons
à ces malades l'eau de la *Reine* à haute dose, comme
diurétique puissant, et nous en avons obtenu
d'assez bons résultats ; mais nous n'avons jamais
osé prescrire aucune espèce de traitement externe.

Résumons notre opinion en disant qu'il faut faire
soigner ces cardiaques dès que la lésion produite
par la fièvre rhumatismale est dûment constatée, et
cela le plus tôt possible. Pendant l'attaque articu-

laire fébrile, le cœur, les gros vaisseaux comme les
jointures, subissent dans leurs tissus des modifications analogues; pourquoi ne pas appliquer à ces
organes, dans les conditions citées plus haut, le
même traitement que nous infligeons aux articulations. Nous constatons dans la pratique thermale
de Bourbon, et cela tous les jours, une telle puissance de résorption dans les lésions produites par
le rhumatisme, qu'il n'est pas possible d'admettre
qu'on ne puisse rien pour la régression des lésions
orificielles du cœur ou des grosses artères, lorsque
nous voyons se résorber d'épaisses couches fibreuses
de nouvelle formation sur les synoviales articulaires,
et lorsque nous voyons disparaître de volumineuses
fongosités péri-articulaires, sous l'influence du traitement thermal. Nous verrions des rétractions
d'aponévrose palmaire qui, jusqu'à ce jour, étaient
considérées comme incurables, arriver à une guérison complète; nous verrions des articulations
ankylosées par le rhumatisme fibreux retrouver
leurs mouvements physiologiques, des stalactites
osseuses et des indurations épiphysaires disparaître dans certains cas de rhumatisme osseux, et
nous resterions désarmés contre les lésions d'une
endocardite rhumatismale à sa première période!
Au nom de la science et dans l'intérêt de ces
malades qui sont voués à une mort prochaine, nous
ne pouvons souscrire à une pareille abstention.

Nous ne nous dissimulons pas l'ingratitude de la
tâche que nous avons entreprise, nous connaissons
toutes les difficultés qu'elle renferme, mais encouragé
par les résultats que nous avons obtenus, nous la pour-
suivrons avec tout le zèle dont nous sommes capable.
Ce ne sera qu'avec beaucoup de peine que nous
ferons partager à nos collègues la conviction que
nous avons, nous considérant comme très heureux si
quelques-uns ne répondent que par la négation, en
présence des faits que nous allons étudier ensemble.

Pour rassurer les incrédules et les timorés, nous
pourrons leur dire que, pour l'étude des maladies du cœur, nous avons été à bonne école,
puisant à pleines mains, comme notre ancien cama-
rade d'internat, M. le Dr C. Paul, dans les merveilleuses leçons faites au lit du malade par notre
savant maître à l'hôpital Necker, le Dr J. Bouley,
que nous n'avons plus à côté de nous pour certifier nos diagnostics, mais dont nous essayerons
d'imiter, dans l'examen de nos malades, la sagesse
et la sûreté du coup d'œil qu'il possédait au plus
haut degré ; son érudition, qui était immense, nous
aurait guidé dans cette étude si pleine de difficultés,
sa grande autorité scientifique nous aurait aidé à
faire pénétrer, dans l'esprit du corps médical, la
confiance que nous avons dans la guérison des
lésions du cœur, d'origine rhumatismale. Le souvenir de l'amitié dont le Dr J. Bouley a bien voulu

nous honorer jusqu'à sa mort nous soutiendra dans notre entreprise, et nous mettrons au service de la cause que nous défendons, avec la prudence que comporte un pareil traitement, l'exactitude et la vérité scientifique que notre maître mettait dans toutes ses recherches ; d'ailleurs, l'avenir prouvera, par l'étude attentive des faits, si la thérapeutique des affections du cœur s'est enrichie d'une nouvelle conquête, ou bien si ce rapport dans l'analogie des lésions, qu'il est facile de contrôler, n'était qu'une vue de l'esprit d'un médecin qui a déjà passé un grand nombre d'années à chercher une vérité utile pour la mettre au service de ceux qui souffrent.

Les observations qui vont suivre sont données dans l'ordre où elles se sont présentées, dans notre clientèle ou dans notre pratique à Bourbon-Lancy.

ENDOCARDITE DE L'ORIFICE AORTIQUE

M. X., 42 ans, encore assez robuste, a perdu son père, il y a dix ans, pendant une attaque de rhumatisme articulaire avec délire ; pendant la jeunesse, le malade a eu des migraines fréquentes, plusieurs attaques hémorrhoïdaires très douloureuses, 25 ans, première attaque de rhumatisme articulaire aigu ; les deux genoux, les deux poignets, sont successivement pris, ainsi que les pieds ; pouls 106, température 39,2, sueurs profuses. Deux grammes de sulfate de quinine arrètent le rhumatisme au deuxième jour, après quinze jours de convalescence, le malade reprend sa vie de commerce ; il n'y a aucune trace de localisation cardiaque.

Il y a cinq ans, 7 janvier 1886, le malade a 42 ans, deuxième attaque aiguë de rhumatisme articulaire beaucoup plus violente que la première, toutes les jointures se prennent, pouls 124, température 39,8. Le sulfate de quinine, quoi qu'on fasse, est vomi ; et, après trois jours de persévérance, il doit être remplacé par le salicylate de soude, à la dose de six gr. par vingt-quatre heures. Au douzième jour du rhumatisme la fièvre diminue, et dans l'après-midi de ce même jour éclate un accès de dyspnée avec douleur précordiale très vive, au niveau du troisième espace intercostal. A la visite du soir, pouls 113, température 39, rien au péricarde, mais il existe un bruit de souffle, doux, régulier, au premier temps, coïncidant avec le premier bruit valvulaire, couvrant à peine le petit silence, dont le maximum évident se trouve à la base du cœur descendant le long de l'aorte ; il n'y a rien du côté des carotides ni dans les jugulaires, nous constatons une légère augmentation du volume du foie, et les urines à 700 gr. par vingt-quatre heures laissent déposer un sédiment urique énorme. Deux vésicatoires, huit grammes de salicylate rétablissent le calme dans soixante-douze heures. Après un mois de convalescence, le malade peut se lever ; l'état du cœur, sans changement de caractère dans le pouls et dans le bruit du souffle, dont le maximum est toujours à la base.

Cinq mois après, le 15 juillet 1886, nous revoyons ce malade ; la lésion des valvules sigmoïdes est organisée, il s'est fait une lésion de l'orifice aortique qui a entraîné une insuffisance manifeste avec augmentation du volume du cœur ; la pointe bat à plus de trois centimètres à gauche en dehors de la ligne sternale : hypertrophie ventriculaire probable, le bruit de souffle est large, dur, ample, couvre le premier bruit et finit avec le second qu'il masque en partie, maximum à la base, avec prolongement jusque sous la clavicule droite ; l'impulsion carotidienne est très violente, le pouls à 94, est dur, irrégulier dans son amplitude, large, presque bondissant, les artères sont rigides et peu dépressibles.

Foie volumineux, à 5 centimètres au dessous du bord costal, urine 850 gr. avec dépôts uriques très abondants, respiration courte en montant, rien au poumon.

Au diagnostic, rétrécissement avec insuffisance notable, hypertrophie ventriculaire produite dans l'espace de six mois. Nous conseillons, non sans quelque crainte (c'était notre première maladie cardiaque), une cure à Bourbon-Lancy, et le malade vient à la station le 2 août 1886, six mois après le début de l'endocardite.

Le traitement institué comprend cinq verres d'eau de la Reine, des bains à 34 degrés, 20 minutes ; il a été pris dix-huit bains dont les six derniers ont été suivis d'une douche à 38 degrés donnée sur la moitié inférieure du corps, pendant deux minutes, et suivie d'une sudation au lit pendant une heure.

Au mois d'octobre 1886, le pouls a perdu son caractère bondissant, les pulsations sont plus égales et la radiale plus dépressible : depuis la fin de la cure, le malade continue à émettre 1.800 gr. d'urine par 24 heures, sans albumine, sans dépôts uriques.

Le cœur est moins volumineux, le choc de la pointe beaucoup moins fort, et bat très peu en dehors de la ligne sternale à gauche, du côté de l'aisselle. Le bruit de souffle de la base du cœur est plus circonscrit, moins rude, moins large, et ne se propage plus que derrière le sternum. La respiration est beaucoup plus libre, le malade dit ne plus avoir cette plaque de plomb qui comprimait la poitrine pendant la marche, il se croit guéri et reprend ses affaires.

Deuxième cure à Bourbon de vingt-cinq jours, en 1887 ; même traitement que l'année dernière, il a été pris, sans accident d'aucune espèce, vingt-deux bains à 35 degrés, quinze douches à 38° et cinq verres d'eau de la *Reine* par jour.

Nous avons revu plusieurs fois le malade en 1889

et 1890, deux fois pour un torticolis rhumatismal : la santé générale est très bonne, la respiration normale, le cœur a retrouvé son volume physiologique. A la base du cœur, le premier bruit ne laisse plus entendre aucun bruit pathologique, le claquement valvulaire est un peu plus sec qu'à l'ordinaire, un peu plus étendu comme durée, mais il est bien délimité : le pouls, encore un peu dur sous le doigt, peut-être à cause de la résistance des parois artérielles, est régulier il donne soixante-seize pulsations à la minute et le malade se refuse à prendre l'iodure de potassium qui, dit-il, ne sert qu'à l'enrhumer du nez.

Voilà, avec tous ses symptômes, un cas bien classique d'endocardite survenu au douzième jour d'un rhumatisme articulaire aigu, dont la jugulation n'a pu être obtenue par le traitement quinique à haute dose, par intolérance gastrique : nous avons pu suivre pas à pas l'organisation de la lésion orificielle aortique jusqu'au jour où le rétrécissement avec insuffisance des valvules était établi.

Deux saisons à Bourbon-Lancy ont été faites sans déterminer aucune action congestive, et non seulement l'état local du cœur a été très amendé, nous n'osons pas dire guéri, parce que l'idée de la guérison d'une maladie de cœur n'a pas encore un cours régulier dans l'esprit du corps médical français, mais les troubles fonctionnels, palpitations, gène de la respiration, accès de dyspnée, ont disparu, et le foie a retrouvé son volume normal. Ajoutons que le tracé par le sphymographe qui, il y a deux ans, fournissait la preuve la plus évidente d'un rétrécissement aortique avec insuffisance, donne aujourd'hui un tracé presque normal.

Pendant quatre années, de 1886 à 1891, nous avons suivi ce malade, il continue à bien se porter, il peut aller à ses affaires, monter des étages comme il le faisait avant l'attaque de rhumatisme ; la santé générale est si satisfaisante qu'il se refuse à prendre de l'iodure auquel il est très sensible et dont il déclare n'avoir nul besoin, puisqu'il va très bien, malgré cette dureté que nous avons signalée dans le pouls radial et dans la paroi artérielle. Si ce n'est pas une véritable guérison, qu'on admette avec nous qu'il n'est guère facile de faire accepter une conviction scientifique quelconque, et fournissons-en de nouvelles preuves dans les observations que nous allons donner.

RÉTRÉCISSEMENT MITRAL

Mme X. a 47 ans, fille d'un goutteux et d'une mère rhumatisée, morte à 52 ans des progrès d'une hydropisie, dit la malade ; depuis l'enfance jusqu'à 38 ans, migraines, névralgies faciales, points intercostaux fréquents, une sciatique très douloureuse qui dure deux mois, congestion ovarique très douloureuse au moment des époques, deux grossesses heureuses à 30 ans.

Ce n'est qu'à 38 ans, 20 décembre 1886, que survient la première attaque de rhumatisme articulaire que nous avons eu à soigner : l'attaque a été de médiocre intensité, les deux genoux et le poignet droit seul ont été pris avec gonflement modéré ; peu de douleurs, pouls large, plein, régulier, à 96, maximum le soir à 108, température 38,7, sueurs abondantes ; rien à l'auscultation du cœur, le foie est normal, les urines sont rares avec précipité abondant de dépôts uriques ; le sulfate de quinine à la dose de deux grammes par vingt-quatre heures arrête l'attaque au quatrième jour, défervescence complète à ce moment, la convalescence s'établit et dure à peine quinze jours.

A la dernière visite, faite le 12 janvier 1886, l'examen le plus attentif prouve que le cœur, les poumons, le foie sont à l'état normal ; l'appétit est bon, le sommeil calme, plus de sudation dans la nuit, et pourtant l'urine contient près d'un gramme d'albumine ; cet état dure pendant six semaines et, au 25 février, l'albumine disparaît, la santé générale est parfaite, et les claquements valvulaires sont très nets, classiques.

Cependant, au mois de juillet de la même année, la malade vient nous demander des conseils pour des phénomènes d'oppression ; voici le résumé de son état que nous transcrivons après un examen minutieux, fait chez la malade.

Impulsions cardiaques violentes, brèves, choc de la pointe très énergique, battant à deux doigts en dehors du sein gauche, matité précordiale notablement augmentée, surtout en dedans et en bas sous le sein gauche, celui-ci volumineux, rend toute mensuration exacte fort difficile : le cœur, plus volumineux, paraît plus bas, descendu et couché sur le diaphragme, la pointe vers l'aisselle, l'hypertrophie ventriculaire gauche paraît évidente, nous ne constatons aucun frottement péricardique.

On n'entend plus à l'auscultation les deux bruits valvulaires, ils sont couverts par un bruit de souffle dur, sec, d'un timbre élevé, presque musical, souffle assez large, systolique, au premier temps, remplissant le petit silence et couvrant le second bruit, qui n'est perceptible pour l'oreille qu'à la base du cœur, au niveau de l'aorte ; ce bruit de souffle pathologique a son siège derrière le sternum, en dedans et en bas, où le maximum est évident à la pointe et se dirige manifestement vers l'aisselle où il se perd, quoiqu'il soit encore possible de l'entendre sous le bras et en arrière de la poitrine, à l'angle de l'omoplate gauche. Le foie dépasse de six centimètres le bord costal, il est douloureux et son ballottement est facilement perçu par la main gauche, placée à plat en arrière, pendant que la droite pratique l'exploration : les poumons sont sains, la rate est normale. Dans les urines on trouve un excès d'acide urique et d'urate, urée 15, albumine 1.15, avec mucus et des leucocites abondants : par l'acide nitroso-nitrique, la formation d'un anneau indique la présence d'un pigment biliaire, urine 750 gr. par vingt-quatre heures. Infiltration de la moitié des membres inférieurs, sans aucune trace d'œdème à la face ni aux mains ; la respiration, très gênée pendant la marche, devient presque impossible pendant l'ascension des étages.

Etat général mauvais, pas d'appétit, sommeil souvent interrompu par des réveils en sursaut : état moral encore plus mauvais, avec pleurs fréquents, la malade est persuadée que, comme sa mère, elle va mourir hydropique ; aucune tendance syncopale.

Au 1er août 1887, la malade vient à Bourbon pour y faire une cure, d'après les conseils que nous lui avons donnés.

Le premier bain à 34 degrés détermine un léger accès d'oppression qui dure pendant dix minutes, occasionné par une entrée trop rapide dans l'eau, cinq verres d'eau de la *Reine* ; dès le septième jour, diurèse abondante, de 800 gr. par vingt-quatre heures les urines arrivent à 2.400 gr., et dès le dixième jour de la cure il n'existe plus aucune trace d'œdème aux membres inférieurs.

Un mois après la cure, 1er septembre, l'appétit est bon, le sommeil calme et sans réveil brusque,

l'espérance renaît. La diurèse continue variant de
1.800 à 2.002 gr., et l'analyse donne des chiffres
normaux quant aux urates, l'urée à 21, l'albumine
à peine appréciable, pas de leucocite ni de pigments
biliaires ; acide phosphorique et phosphate au dessus
de la moyenne, chlorure à 17 gr.

L'état local n'a guère varié, le bruit de souffle
du premier temps est toujours très rude avec une
sonorité exagérée, mais ce qui a diminué, c'est le
volume du cœur dont la matité est beaucoup moins
étendue et dont la pointe bat à peine à un centim.
en dehors de la ligne moyenne, le tracé du sphig-
mographe est aujourd'hui à peu de chose près ce
qu'il était au moment de la cure. Les phénomènes
fonctionnels sont très amendés, la respiration est
plus facile, il n'y a presque plus d'oppression en
montant, aucune palpitation.

Ce n'est qu'au mois de février 1888, huit mois
après la cure, que le travail de régression a pu
s'accomplir ; le volume du cœur est presque normal,
le choc de la pointe se fait à son point physiologique, le bruit de souffle est doux, court, ce qui
permet d'entendre le second bruit très nettement
frappé, on dirait un souffle anémique, absolument
limité à la pointe, on ne l'entend plus sous l'aisselle,
ni en arrière de la poitrine.

Le foie a son volume normal, les urines sont revenues à leur taux physiologique comme qualité et

De l'Arthritisme. 19

comme proportion dans leurs éléments ; la respiration
s'exécute très bien, et la santé générale est très bonne.

A la constatation d'un pareil résultat, nous nous
sommes un instant demandé si nous avions eu à
traiter une lésion valvulaire de l'orifice mitral ou
une endocardite franche, d'emblée, survenue après
un rhumatisme articulaire sub-aigu, car, pendant
la fièvre rhumatismale qui a été très modérée, il
n'est survenu aucune atteinte d'endocardite rhumatismale ; dans cette hypothèse, celle-ci ne se
serait établie que longtemps après l'attaque du
rhumatisme, ou bien, ce qui peut encore être
admis, les troubles cardiaques que nous venons de
décrire ont été causés par une myocardite du
muscle ventriculaire gauche dans le voisinage immédiat de la valvule mitrale ; une myocardite, localisée
dans le voisinage de la valvule et de leurs colonnes
musculaires peut-elle donner lieu aux phénomènes
sus-énoncés, nous laissons la solution de ce problème a de plus savants que nous dans les localisations pathologiques du cœur.

Aujourd'hui, après trois saisons à Bourbon et
bientôt quatre ans après la localisation mitrale,
Mme X. va bien, et le cœur n'offre plus aucune trace
du rétrécissement mitral que nous venons d'étudier.

Pendant l'année qui finit, nous avons été appelé
à donner des soins à Mme X. pour un embarras
gastrique fébrile, nous avons constaté que, lorsque

le pouls battait 112, un bruit de souffle doux se
manifestait à la pointe, mais cet état n'a duré que
48 heures, et tout est rentré dans l'ordre.

RÉTRÉCISSEMENT MITRAL D'EMBLÉE

Cette malade, fille de rhumatisants, a 42 ans, elle
est notre cliente depuis 20 ans, nous avons vu se
développer tous les phénomènes de la diathèse rhumatismale, à l'exception de celle qui va nous occuper ;
cette première atteinte de la diathèse est survenue,
il y a dix ans, en août 1880, pendant les vacances
passées dans un endroit humide. Cette première
atteinte a été une localisation cardiaque : les renseignements donnés par le médecin qui a soigné la
malade en fournissent la preuve. Mme X. est prise
subitement de douleurs au niveau du cœur, avec
accès de suffocation, 120 pulsations, délire, dyspnée effrayante, dit le médecin, qui a cru perdre sa
malade pendant la nuit ; application de deux larges
vésicatoires, digitale, nitrate de potasse, révulsifs
aux extrémités, et le calme revient après 36 heures
d'angoisses cardiaques : la malade reste couchée
pendant un mois et nous revient fin septembre 1888.
  Voici son état : rien au péricarde, cœur normal,
comme volume, avec choc un peu exagéré de la
pointe qui bat un peu vers l'aisselle, bruit de souffle au
premier temps, bruit systolique couvrant le petit silence mais permettant d'entendre le second bruit, avec

maximum d'intensité à la pointe et vers l'aisselle gauche ; ce bruit pathologique est rude, sec, piaulant, et d'un timbre très élevé ; tout mouvement le rend encore plus aigu, comme nous avons pu nous en assurer en auscultant la malade après lui avoir fait monter un étage de l'hôtel qu'elle habite. Le foie est augmenté de volume, les urines n'ont rien de particulier à signaler, traces d'infiltration aux extrémités.

Malgré tout ce qui a été fait, la lésion valvulaire s'est organisée et, pendant dix ans, nous avons pu assister aux localisations diverses d'un rhumatisme chronique qui a envahi et ankylosé les deux mains, le pied gauche et l'épaule droite : ces lésions articulaires se sont développées, 1883 à 1888, dans l'espace de cinq ans.

En 1884, diarrhée chronique du rhumatisme qui dure dix-huit mois.

Pendant deux ans, 1886 et 1887, congestion des sommets du poumon avec toux opiniâtre, sueurs nocturnes, amaigrissement, craquements secs dans les deux sommets sans trace de baciles dans les crachats qui sont d'ailleurs très rares : la persistance de cette localisation avec dépérissement a fait croire à notre collègue, le Dr Ledoux-Lebart, qui soignait la malade pendant les vacances, à une infiltration tuberculeuse des poumons, à ce point qu'en cessant ses visites en octobre 1889, il croyait à une mort prochaine. Ce grave pronostic légitimé par l'étude des phénomènes qui se sont déroulés pendant deux ans, ne s'est pas réalisé.

Mme X. a passé une très bonne année en 1890, elle ne tousse plus et on ne trouve plus rien à l'auscultation des sommets ; nous avions affaire à une congestion localisée, d'origine rhumatismale.

En 1888 et 1889, Mme X. a fait deux saisons à Bourbon-Lancy ; la cure, qui aurait dû être très énergique à cause des articulations ankylosées, a été très prudemment conduite à cause de la lésion mitrale qui existait, et surtout à cause de l'état des sommets du poumon ; les résultats obtenus ont été les suivants : l'intestin est guéri, il n'y a plus de diarrhée, il n'y a plus rien du côté du poumon, et les jointures malades sont presque indolentes.

Du côté du cœur, la matité a diminué d'une manière très notable, le bruit de souffle du premier temps a disparu complètement, ce n'est que sous l'influence d'une vive émotion qu'on peut entendre un léger souffle à la pointe, ce qu'a pu faire le Dr Lancereau en examinant notre malade.

Le foie a son volume normal, les urines sont suffisantes comme quantité, l'état général meilleur, la respiration est libre et la malade marche facilement pendant une heure, lorsque le temps le permet, car sa sensibilité au froid est extrême et il reste toujours quelques douleurs à la nuque, dans les épaules, dans le genou droit et dans les articulations des deux poignets qui sont ankylosés par soudure osseuse.

Cette observation est intéressante par le début brusque d'une lésion valvulaire, qui est le prélude d'une série de localisations rhumatismales graves ; rhumatisme musculaire, rhumatisme chronique avec ankyloses multiples, diarrhée chronique pendant près de deux ans, congestion pulmonaire de nature rhumatismale, localisée aux sommets des poumons et simulant, à s'y méprendre, une tuberculisation pulmonaire ; enfin une éruption de purpura hémorrhagica pour laquelle nous avons consulté le Dr Lancereau ; cette éruption, survenue à la fin de la seconde cure à Bourbon, a duré pendant trois mois et a eu pour siège les deux membres inférieurs.

Malgré ces dix années de souffrances, malgré ces localisations cardiaques, articulaires, intestinales et pulmonaires dont nous avons fait une description rapide, Mme X. va assez bien aujourd'hui, avril 1891, et la malade attend avec impatience le beau temps pour pouvoir sortir, maintenant que le cœur la laisse respirer facilement et que la poitrine est en bon état.

ENDOCARDITE DES VALVULES SYMOIDES
INSUFFISANCE AORTIQUE

Mme X., 50 ans, a eu une magnifique santé jusqu'en 1875 ; il y a quatre ans, attaque très grave de rhumatisme articulaire qui dure trois mois ; toutes les jointures sont atteintes, ainsi que la

colonne vertébrale, dans sa portion cervicale. Depuis
cette époque jusqu'en 1889, pendant quatre ans,
douleurs abdominales très vives avec diarrhée chronique, quatre selles liquides tous les matins et
pourtant la santé générale semble bonne ; on ne
trouve aucun signe de dépérissement ; la marche
seule est difficile par suite de la raideur des deux
genoux dont les synoviales sont épaissies, et par les
palpitations qui provoquent des accès de suffocation :
aussi la malade ne peut-elle monter une côte sans
s'arrêter à tout instant ; elle habite un deuxième
étage, à Paris, dont elle ne consent à sortir que
dans les grandes occasions de la vie.

Les genoux gardent, depuis quinze ans, des traces
indélébiles de l'attaque du rhumatisme, empâtement
péri-articulaire énorme, avec épaississement considérable de la synoviale, sans épanchement intra-articulaire ; les mouvements de flexion sont très limités,
la malade ne peut pas ramasser un objet à terre.

Le cœur est très malade, augmenté de volume
dans tous ses diamètres, la pointe bat à 16 centim.
de la ligne médiane avec une impulsion très forte ;
la percussion dénote une hypertrophie considérable
du ventricule gauche et il est facile de percevoir un
frémissement marqué, principalement à la pointe du
cœur et sur le bord gauche du sternum.

À l'auscultation, type classique de rétrécissement
aortique avec insuffisance manifeste : bruit de souffle,
large, plein, à la base du cœur, qui se prolonge

jusque sous la clavicule droite ; ce bruit au premier temps couvre le petit silence, le second bruit, plus une partie du grand silence ; ce n'est qu'en bas et du côté de l'aisselle gauche qu'on peut entendre le second bruit du cœur, et encore pendant un arrêt de la respiration.

Comme l'impulsion de la pointe, le pouls est large, plein, tendu et bondissant ; c'est un véritable modèle de pouls de la maladie de Corrigan, il bat 88. Le tracé du cœur avec ses angles supérieurs transformés en pointes aiguës, fournit encore une preuve évidente du siège de la lésion cardiaque qui peut se résumer ainsi : athérome avec incrustation des sygmoïdes, insuffisance de l'orifice aortique rétréci dans ses diamètres, et hypertrophie ventriculaire consécutive considérable.

En présence d'une lésion cardiaque aussi étendue, qui dure depuis 14 ans, on a lieu d'être étonné de la santé générale qui serait parfaite si la malade pouvait respirer ; car, en dehors de l'état du cœur que nous venons de décrire, l'examen le plus sérieux ne fait découvrir aucune complication sérieuse chez la malade, à l'exception du foie qui est un peu plus gros qu'à l'état normal, et d'un léger précipité albumineux qu'on trouve dans l'urine, dont la moyenne, par 24 heures, est de 1.000 gr. avec 18 d'urée, acide urique et urate en quantité normale, 15 gr. de chlorures.

Appétit trop bon, vu l'état diarrhéique ancien, sommeil parfait, aucune trace d'œdème pulmonaire, ni des extrémités; embonpoint considérable par défaut d'exercice, toujours pour cause d'oppression, aucune tendance syncopale, aucun vertige cérébral, de sorte qu'en l'absence de tout examen médical, on ne peut qu'admirer cet état florissant de santé que présente Mme X. On peut se rendre compte de la difficulté que nous avons eue pour la décider à venir se soigner à la station.

Enfin Mme X. vient à Bourbon faire une saison de cinq semaines, en juillet 1888, et une seconde, en août 1889; ces deux cures, prudemment conduites, ont été très bien supportées et, aujourd'hui 15 mars 1891, voici quel est l'état de la malade : santé générale excellente, urine normale sans aucune trace d'albumine, deux analyses, faites tous les ans depuis deux ans, en fournissent la preuve; foie normal.

Matité précordiale très réduite, quoique encore au dessus de la moyenne, le choc de la pointe est très perceptible, sans frémissement d'aucune espèce, le premier bruit cardiaque est très légèrement prolongé, il semble hésitant, n'étant pas franchement claqué, mais on l'entend sans prolongement aucun et très exactement limité derrière la première pièce sternale; ce bruit, qui n'est plus un souffle pathologique, n'empiète nullement sur le petit silence et laisse entendre facilement le second bruit : le pouls, resté un peu dur, sans athérome de l'artère radiale, a perdu son caractère bondissant, mais, ce qui est plus important, au point de vue des phénomènes fonctionnels, c'est que la malade peut sortir tous les jours, à pied, elle marche pendant une heure, matin et soir, pour se faire maigrir. Si l'on ne peut dire que Mme X. est guérie, dans le sens strict du mot guérison, on peut au moins l'affirmer au point de vue physiologique, et ajouter que les fonctions du cœur s'exécutent très bien, sans aucun trouble de la respiration.

Les heureuses modifications obtenues dans l'état général et dans la localisation orificielle de l'aorte prouvent, jusqu'à l'évidence : 1° qu'on peut soigner à Bourbon-Lancy les cas d'insuffisance aortique sans faire courir aucun danger aux malades qui n'ont pas de sérieuses complications viscérales, en dehors de la lésion cardiaque ; 2° que la lésion locale, malgré son ancienneté, peut être amendée et rétrocéder à ce point que le malade retrouve la liberté complète de la respiration, avec une bonne santé générale. Complétons cette intéressante observation en disant que la diarrhée chronique n'a plus reparu, et que les genoux ont retrouvé leur volume normal, par la résorption des tissus de nouvelle formation qui avaient envahi les synoviales ; et enfin, avec une flexion qui dépasse l'angle droit, les jambes ont acquis assez de force pour permettre deux longues promenades par jour.

EMPHISÈME CATARRHAL. — HYPERTROPHIE CARDIAQUE
ÉNORME. — MYOCARDITE AIGUE AVEC ACCÈS D'ASTHME
CARDIAQUE.

M. X. a 65 ans, son père est emphysémateux
depuis l'âge de 40 ans, sa mère est morte des suites
d'une lésion du cœur.

Le malade est asthmatique depuis quinze ans, il
crache beaucoup tous les matins, a par moments
de légers accès d'oppression, mais la santé générale
est restée bonne et, pendant ce long espace de
temps, il a pu continuer ses affaires commerciales
jusqu'au mois de février 1889, époque à laquelle il
fut pris par une pluie diluvienne, pendant un voyage
en voiture découverte, et cela pendant quatre heures.
Rentré chez lui, M. X. se couche après avoir bu un
grog chaud et, pendant la nuit, est pris d'un véritable accès d'orthopnée qui faillit le tuer, ajoute le
malade. Le médecin appelé ordonne vingt sangsues
sur la région du cœur, applique quatre vésicatoires
dans l'espace de quinze jours, et le calme se rétablit : ce n'est qu'au mois de juillet 1889, cinq mois
après cette attaque d'orthopnée d'origine cardiaque
que le malade nous arrive à Bourbon, sans lettre
médicale, aussi n'avons-nous aucun renseignement
précis sur l'accès de suffocation qui aurait duré
pendant huit jours, sans une minute de repos, et le

malade ajoute : « Depuis ce moment mon cœur et mon pouls sont devenus fous, on ne peut plus compter les pulsations. »

Voici l'état du malade au 1ᵉʳ juillet 1889.

Emphysème humide manifeste avec expectoration très abondante, respiration soufflante, même au repos, avec vingt inspirations à la minute, cœur recouvert par le bord pulmonaire, la main ne perçoit pas le choc de la pointe de prime abord, et ce n'est qu'en le cherchant avec le plus grand soin qu'on finit par le découvrir presque sous l'aisselle gauche, à 17 centim. de la ligne sternale. La percussion profonde donne une surface de matité comme nous n'en avons jamais rencontré, le cœur est surbaissé et on peut délimiter assez facilement la ligne du cœur qui est fortement oblique de haut en bas et de droite à gauche avec une longueur de 16 cent. et demi.

A l'auscultation, il est impossible d'entendre les bruits du cœur, on ne trouve plus rien, ni premier ni second temps, ni grand ni petit silence, ni aucun bruit pathologique, et lorsque le malade peut s'arrêter un moment de respirer, l'oreille perçoit un ronron sourd, avec quelques variations de timbre qui correspondent à des pulsations un peu plus marquées de la radiale. Le pouls est incomptable, tant il est rapide et irrégulier. Le doigt perçoit cinq ou six pulsations qui fuient sous la pression et semblent n'en faire qu'une seule, suivie d'un temps de repos bien marqué ; ce temps de repos coïncide avec un dédoublement régulier de ce qui devait être le second bruit.

Malgré notre grande pratique médicale, nous n'avons jamais eu à examiner un pareil cœur ni un pouls semblable. Le jour de l'arrivée, nous administrons 50 centigr. de digitale et, à l'auscultation pratiquée le lendemain, il est permis de constater, avec l'absence de tout bruit pathologique, un dédoublement franc du second bruit, qu'on perçoit profond et faible, le pouls restant le même, une enfilade de cinq ou six pulsations suivies d'un repos.

Depuis l'accès de suffocation, survenu il y a cinq mois, que nous croyons avoir été causé par une myocardite aiguë ventriculaire, sans lésion orificielle jusqu'à aujourd'hui, les fonctions physiologiques du cœur ont été complètement perturbées et le rythme cardiaque absolument perdu, comme disait le médecin du malade, le cœur et le pouls sont fous, et cette expression rend peut-être bien mieux compte de cet état que la description que nous avons essayé de faire, pourtant écrite pendant l'examen du patient.

Sous l'influence de la digitale, les urines qui ne fournissaient que 700 gr. par 24 heures sont montées à 1.500 et la digitale arrêtée, dès que la cure a commencé, les urines sont redescendues à 700 pendant trois jours ; au quatrième jour de la cure, elles sont remontées à 1.900 gr. par 24 heures, et le malade qui n'avait pu dormir une seule nuit dans le lit depuis le mois de février, a pu se coucher et a dormi pendant six heures.

La respiration est plus facile, l'expectoration moins abondante, le cœur et le pouls tout aussi arythmiques absolus. M. X. vient nous trouver en pleurant, sa femme se meurt, il faut qu'il parte ; il part, en effet, le jour même, regrettant le sommeil qu'il avait trouvé à la station et nous, médecin, nous le voyons partir avec le regret de ne pas pouvoir suivre un malade aussi intéressant.

Pendant les dix jours que M. X. est resté à Bourbon, la respiration était meilleure, la marche possible sur un terrain horizontal, les urines, normales comme composition, se sont maintenues à 1.800 jusqu'à 2.000 gr. Le malade avait pu dormir couché pendant cinq ou six heures, dans les cinq ou six dernières nuits ; nous n'avons constaté aucune amélioration dans le volume du cœur, ni dans ses contractions tout aussi irrégulières et folles que dans le premier jour. Combien nous aurions désiré étudier l'action sédative des eaux de Bourbon sur ce beau cor bovis, lésé dans son tissu musculaire, et dont toutes les fonctions étaient perturbées à un point qui défie toute précision dans la description des bruits, de leur siège, et empêche même de compter le nombre des pulsations.

RÉTRÉCISSEMENT AORTIQUE SANS INSUFFISANCE

M. X., 45 ans, gagne un rhumatisme aigu générաlisé à 25 ans, l'attaque dure un mois, est suivie d'une convalescence rapide, et la santé générale se maintient bonne pendant quinze ans ; il y a cinq ans, à 40 ans, accès de fièvre intermittente, type quotidien, contractée à Isigny, en peignant en plein air ; le D' Mauduit prescrit 1 gr. de sulfate de quinine, dix jours de suite, prévient le malade des désordres cardiaques qui existent, et l'engage à s'en occuper.

Depuis l'apparition de ces accès intermittents, les troubles fonctionnels d'origine cardiaque se sont accentués au point que le malade ne peut plus monter un étage, ne peut plus dormir qu'assis, toute fatigue est cause d'un accès de dyspnée et, ce qui est bien plus grave, c'est que, depuis deux ans environ, toute marche un peu précipitée est immédiatement suivie d'une syncope, avec perte absolue de connaissance pendant cinq ou six minutes, avec pâleur de la face, sueurs froides ; enfin le malade, qui a vu ces accidents se reproduire trois fois pendant l'année 1888, revient à lui, éprouve pendant quelques jours une très grande courbature générale et peut reprendre sa vie d'artiste.

Le malade voit son état s'aggraver depuis un an ; il a appris, par un de ses amis qui va à Bourbon qu'à

cette station on peut se soigner d'une maladie du cœur;
il vient nous trouver et nous déclare franchement
qu'il connait la gravité de son état, il veut aller se
soigner malgré l'avis que nous émettons, affirmant
qu'il aime mieux mourir que de ne rien faire et, le
2 juillet 1888, malgré tout ce que nous avons dit, il
vient à Bourbon-Lancy pour y suivre un traitement.

Voici l'état du cœur : à l'examen de la région
précordiale on ne constate aucune voussure, derrière la moitié supérieure du sternum, au niveau du
troisième espace intercostal droit, la plus légère
pression détermine une très vive douleur : le cœur
est gros, oblique, la pointe bat à 5 centim. en dehors
du mamelon et la ligne oblique de matité a près de
15 centimètres.

A l'auscultation, bruit de souffle d'un timbre très
aigu, vibrant, plein et rude qu'on peut entendre
sans que l'oreille touche la poitrine : ce bruit pathologique coïncide avec le premier bruit qu'il annule,
remplit tout le petit silence, efface même le second
bruit, qui ne peut être entendu à la pointe et vers
la ligne axillaire que le matin, après le repos de la
nuit : son siège est manifestement en haut, derrière
le sternum, avec maximum à la base et extension
jusqu'à l'épaule droite; il est très franchement
perçu en arrière, on peut même l'entendre dans
toute l'étendue de la poitrine, tant est grande son
intensité. L'orifice aortique est donc malade, très

notablement rétréci, ce qui peut expliquer l'absence
de l'insuffisance, les valvules sygmoïdes, malgré
leur état athéromateux, suffisent, par suite de la
diminution survenue dans le diamètre de l'orifice
aortique, à empêcher le reflux sanguin, dont on ne
retrouve aucun signe à l'examen de la poitrine et
des vaisseaux du cou.

Le pouls est petit, plutôt serré que large, sans
aucun caractère bondissant, il bat de 90 à 94 après
les repas, et 80 au repos ou dans l'état de vacuité
gastrique. Urine normale, 1 litre, rien au foie, rien
dans la poitrine, aucune trace d'œdème, pas de
veine variqueuse. Après chaque repas, la respiration
devient très pénible, et cette gène nécessite un repos
absolu pendant deux heures ; marche sur plan horizontal assez facile, mais l'action de monter est impossible ; pendant la nuit, le malade doit dormir assis.

Notre confiance est si grande dans la sédation
de nos eaux, nous nous croyons tellement à l'abri
de toute action congestive que, vu l'état d'intégrité
complète de la poitrine et surtout poussé par l'énergie morale de cet homme encore jeune, déterminé
à tout, nous conseillons le traitement suivant,
nous ne disons pas sans appréhension aucune, mais
avec la plus extrême prudence : après deux jours de
repos absolu, nous prescrivons deux verres d'eau de
la *Reine* et un bain de 15 minutes jusqu'à la ceinture à 33 degrés ; nous assistons au bain qui est

De l'Arthritisme   20

pris sans aucun trouble circulatoire, et le malade, reporté au lit, a une sudation profuse, et seulement 94 pulsations à la minute, comme cela arrive après les repas, sans aucune oppression ; dès le cinquième jour, le bain dure 20 minutes et à 34 degrés, avec quatre verres d'eau de la *Reine*, et, dès le lendemain, il y a 1.800 gr. d'urine par 24 heures, et le pouls, compté pendant le 6ᵉ bain, ne donne plus que 84 pulsations à la minute. Jusqu'au 25 juillet, M. X. a pris 30 bains, la cure est bien supportée, il peut dormir couché et peut monter à Bourbon à une altitude de 220 mètres, sans production de syncope ni d'étouffement, mais en allant lentement.

Trois jours de repos ; après le 14ᵉ bain, douleurs névralgiques très violentes sous le sein gauche, prélude d'un zona qui dure douze jours ; les plaques se sèchent très vite, et le malade veut reprendre ses bains qui l'ont soulagé. A ce moment de la cure, le bruit de souffle de la base a perdu son caractère musical, le timbre en est plus doux, plus égal, il a perdu son extrême rudesse, et on ne peut plus l'entendre, à n'importe quelle distance de la poitrine, si faible soit-elle. Le pouls a acquis un peu plus de largeur, il est presque ondulant, toujours à 80 au repos, 88 après les repas, qui n'entraînent plus que rarement des accès d'oppression ; d'ailleurs le tracé sphygmographique dont les arêtes ont disparu rend bien compte des modifications que nous venons de décrire.

19 août, bain à 35 degrés, 25 minutes, une heure
de sudation avec quatre verres d'eau de la *Reine*; le
25 août le traitement est interrompu par un retour
offensifs des accès intermittents, avec frissons survenant tous les soirs à 7 heures; pendant le premier accès, pouls 112, température 38,7, accès de
suffocation violent pendant la nuit, le malade dort
dans un fauteuil, l'accès finit à 5 heures du matin,
avec sueurs profuses; à 6 heures du matin, 1 gr. 50 de
sulfate de quinine; cessation de tout traitement, les
accès sont arrêtés, et, le 5 septembre, le malade
reprend sa cure qui se termine le 23 du même mois.
M. X. rentre chez lui, très heureux de pouvoir dormir, marcher et monter un étage sans oppression.

Au mois de décembre 1889, broncho-pneumonie
double, survenue pendant l'épidémie de grippe,
soignée avec des ventouses et de la digitaline par
le docteur Millard; contre toute espérance, M. X. se
guérit, reste convalescent pendant trois mois, et avec
un cœur beaucoup moins compensé que l'année
dernière, il revient à la station, malgré tout ce que
nous pouvons dire, le 2 septembre 1890, beaucoup
trop tard, vu la saison. Malgré nous, le malade
prend 27 bains complets qui sont fort bien suppor-
tés, sans aucun temps d'arrêt, et l'état général se
trouve encore heureusement modifié comme sommeil, dyspnée, promenade à pied; action diurétique à 1.800 gr., se maintient pendant tout le

temps de la cure, et le malade peut encore passer toutes ses après-midi à faire des paysages au bord de la Loire ou en haut de Bourbon.

L'état cardiaque n'a pas beaucoup varié, le pouls est ce que nous l'avons dépeint après la première saison, le bruit du souffle persiste moins rude, un peu moins prolongé sous la clavicule droite, et très heureux de ce résultat minimum au point de vue de la lésion, mais beaucoup plus important au point de vue fonctionnel, le malade compte bien revenir en 1891 pour se soigner pendant trois mois.

Cette observation prouve surabondamment l'innocuité des eaux de Bourbon, nous en avons décrit tous les détails pour bien montrer toute la gravité résultant d'une pareille lésion : une double saison en 89 et 90, avec une régression légère de la lésion locale, avec une amélioration plus notable des phénomènes fonctionnels, ont ravivé l'espérance chez ce pauvre malade, en lui permettant de remplir sa vie artistique, pour laquelle il a une véritable passion et qu'il avait été obligé de quitter. Malgré la gravité de la situation, malgré l'organisation complète et déja ancienne des lésions orificielles de l'aorte, nous conservons quelque espoir et lutterons avec la plus extrême prudence, soutenu par les résultats que nous avons obtenus jusqu'à ce jour.

MYOCARDITE AIGUE, AU DOUZIÈME JOUR D'UN RHUMA-
TISME ARTICULAIRE SUB-AIGU

M. X., rhumatisant héréditaire, a 50 ans et une
bonne santé générale ; à 30 ans, sciatique, névralgie
occipitale ; pendant ces quatre dernières années,
tous les matins, il a une expectoration de crachats
sanglants, varices volumineuses à la jambe droite,
varicocèle douloureux à gauche.

M. X. fait quatre saisons au Mont-Dore, de 1880 à
1884, et sa poitrine va beaucoup mieux pendant cet
espace de temps ; trois mois après la quatrième cure
au Mont-Dore, 2 novembre 1884, le malade est pris
par un rhumatisme articulaire sub-aigu qui dure deux
mois, envahit toutes les articulations et au douzième
jour, nous écrit le Dr Morel qui a soigné le malade,
M. X. est pris d'une vive douleur précordiale, de
syncopes successives, survenant au moindre mouvement, avec sueurs froides, oppression très violente
pendant trente heures, véritable asthme cardiaque.

A l'auscultation, on trouve un très léger souffle à
la base, et le Dr Morel prescrit des ventouses sca-
rifiées, un vésicatoire, de la digitale, et le calme
reparaît après deux ou trois jours d'angoisse. Cette
crise aiguë est suivie d'une convalescence qui a
duré jusqu'en 1886, époque à laquelle le malade
peut reprendre son service de contrôleur des

douanes ; depuis le mois de novembre 1884, jusqu'à aujourd'hui, toute marche un peu longue provoque des palpitations et de la dyspnée, toute montée est absolument impossible, le fait suivant en est la preuve : pendant les vacances de 1888, M. X. veut faire l'ascension du Honech en Alsace, malgré la lenteur de la marche ascensionnelle, il survient une douleur sternale sans aucun retentissement dans le bras, le malade a une syncope qui dure 20 minutes ; M. X. est porté à l'hôtel et dans la nuit qui suit cet accident, il est pris d'un accès de suffocation qui dure 48 heures, avec douleurs précordiales tellement vives que le malade la compare à un écrasement de la poitrine.

2 août 1889 arrivée à Bourbon-Lancy.

Douleurs erratiques rhumatismales peu intenses qui pourtant font craindre au malade une nouvelle attaque de rhumatisme articulaire ; varices volumineuses aux jambes, varicocèle déjà signalé. Du côté du cœur, pas de saillie costale, matité très augmentée, la ligne oblique en bas et à gauche mesure 17 centim., la pointe du cœur bat à 15 centim. en dehors de la ligne sternale, l'impulsion est très faible, le cœur est gros, couché sur le diaphragme, le ventricule gauche notablement hypertrophié. On ne constate aucun bruit anormal, les deux claquements valvulaires sont profonds, un peu secs et parcheminés, avec dédoublement manifeste du second bruit, deux ou trois par minute ; pouls petit, intermittent à 74. Au lit, le malade est forcé de se coucher latéralement à droite, sous peine de palpitations et de dyspnée ; la marche sur un terrain plat est assez facile, mais elle doit être lente ; tout effort détermine la douleur sternale, avec tendance syncopale : en résumé tout effort est pour le cœur une cause de palpitations. Du 2 au 15 août le traitement est bien supporté, les douleurs erratiques du rhumatisme ont disparu, les urines limpides à 1.700 gr. par 24 heures ; les veines du membre inférieur droit sont à peine visibles, et le varicocèle, une fois maintenu, ne détermine plus aucune douleur, détente manifeste dans la circulation générale ; pendant la nuit le décubitus peut se faire sur le dos ou sur le côté gauche, sans palpitations. La matité cardiaque est moins étendue, 10 centim. au lieu de 14, et la pointe bat presque sous le mamelon ; les claquements valvulaires, sans trace de dédoublement, sont plus superficiels, plus doux, mieux frappés, et il n'existe plus trace de douleurs rétro-sternales, même pendant la marche ascensionnelle ; pendant les derniers jours de la cure, M. X. monte sur les hauteurs de Bourbon, attiré par les vieilles maisons de la cité bourbonienne, qu'il peint à l'aquarelle. Pendant l'ascension la respiration est tout à fait libre, le pouls régulier à 68.

Le titre donné à cette observation est-il exact ?

Nous le pensons, et s'il fallait préciser davantage
le diagnostic, nous dirions que M. X., pendant
le cours d'une fièvre rhumatismale, a eu une myocardite d'une portion du muscle ventriculaire
gauche, siégeant dans un point voisin de l'orifice
aortique ; le bruit de souffle signalé à la base du
cœur, qui a persisté pendant un mois, serait la
preuve du siège de cette localisation de myocardite avec endocardite : la lésion de l'endocarde a
dû être très superficielle et ne s'est pas organisée,
mais le muscle cardiaque a subi une dégénérescence
certaine dans une étendue assez considérable, suivie d'une hypertrophie consécutive manifeste.

Le traitement thermal a eu une double action,
sur le rythme cardiaque en première ligne, l'auscultation du cœur et les caractères du pouls en sont
la preuve, et sur la nutrition du muscle lui-même,
dont la dégénérescence paraît arrêtée, sinon guérie ; le volume du cœur, notablement diminué, la
perception plus nette des claquements valvulaires,
le caractère plus doux des bruits du cœur, et par
dessus tout, la possibilité, nous pouvons dire, la
facilité de la marche ascensionnelle, sans palpitation, sans douleur, sans aucune tendance syncopale et sans aucune trace de la dyspnée, d'efforts,
semble prouver jusqu'à l'évidence le nouvel état de
la fibre musculaire cardiaque.

RÉTRÉCISSEMENT MITRAL, ÉTAT GÉNÉRAL TRÈS GRAVE

M{}^{lle} X., 22 ans, fille d'arthritiques, grande et maigre, a le facies type des affections du cœur, avec décoloration vitale des tissus, pommettes et lèvres rouges cyanosées, très affaiblie.

Il y a deux ans, rhumatisme articulaire généralisé très aigu, deux mois de durée et trois mois de convalescence ; en décembre 1888, pleuro-pneumonie très grave, la malade a été à la mort pendant quatre jours, et, jusqu'au mois de mars 1889, la malade ne peut pas quitter la chambre : un de ses parents, rhumatisant, qui fait une cure à Bourbon, la décide à venir à la station pour se soigner.

Voici l'état dans lequel nous trouvons la malade, 30 juin 1889, après un voyage qui a duré six heures, fait par une journée très chaude : assise sur le lit, la malade ne répond qu'en coupant ses phrases, tant l'accès de suffocation est violent ; nous constatons 44 respirations par minute, avec une inspiration très courte, pénible, et une dépression gastrique considérable : pouls à 148, sans intermittence, petit, faible ; l'impulsion de la pointe du cœur soulève la poitrine. Le péricarde est sain, le cœur est augmenté de volume dans son diamètre transversal, et la pointe bat à 5 centim. du côté de l'aisselle. A l'auscultation, l'impulsion cardiaque soulève la tête par un choc violent, brusque, il existe un bruit de souffle au premier temps, dur, vibrant, large, avec un piaulement aigu qui se prolonge à gauche et en bas jusque sous l'aisselle ; ce bruit pathologique remplit tout le petit silence, couvre le second bruit, qu'on ne peut percevoir qu'en haut, à droite du sternum, avec maximum manifeste à la pointe. Le tracé sphygmographique représente le modèle des rétrécissements de l'orifice mitral très avancé.

Foie presque normal, poumon sain, avec matité légère en bas et à gauche où l'on constate d'anciennes adhérences pleurales, qui permettent, malgré leur ancienneté, la dilatation pulmonaire ; urine à 700 gr., précipité albumineux peu abondant, aucun œdème des extrémités inférieures, pouls à 148, température 38.

En présence d'un pareil état de choses, nous n'osons pas instituer de traitement thermal.

1er juillet, nous prescrivons : repos absolu au lit, lait, bromure de potassium 4 gr. : la nuit est assez bonne, avec cinq heures de sommeil, 32 respirations, pouls à 130.

4 juillet, la tempête cardiaque est calmée, inspirations 24, pouls 108, la malade peut se lever ; prescriptions : deux verres d'eau de la *Reine*, douche en pluie pendant une minute, sur la moitié inférieure du corps, à 34 degrés, dix secondes sur les pieds à 38°, lait et viande blanche.

6 juillet, respiration plus libre, descend un étage

pour aller à la salle à manger et remonte sans trop
de dyspnée, 20 respirations à la minute, 96 pulsations, le bruit de souffle est moins large et n'a plus
son piaulement musical, la ligne de prolongement
du bruit de souffle vers l'aisselle gauche est rac-
courci, et l'impulsion de la pointe presque normale ;
urine, 1.500 gr. par vingt-quatre heures sans albumine ; appétit un peu revenu, deux litres de lait,
poulet, nuit bonne ; douche à 34°, une minute, dix
secondes à 44 degrés sur les jambes, quatre verres
d'eau de la *Reine* à boire à jeun.

9 juillet, promenade dans le parc sans trop de
gêne de la respiration, bon appétit, 1.800 gr. d'urine,
la malade accuse un mieux sensible. Le 10 juillet,
son père, délégué par le médecin qui a donné des
soins à la malade, et qui ne paraît pas avoir une
grande confiance dans l'action résolutive de nos
eaux, veut emmener sa fille, malgré la notable
amélioration qu'elle a obtenue.

Nous avons voulu donner cette observation,
quoique très incomplète, pour démontrer encore
une fois l'innocuité d'un traitement thermal prudemment conduit, et prouver qu'il est possible de
soigner les maladies du cœur, même lorsque la
compensation du cœur a complètement disparu, et
obtenir une sédation relative, dans les cas les plus
graves. Ce qui arriva à notre jeune malade prouve
une fois de plus que les idées que nous défendons

ne sont pas acceptées par tous les médecins ; avouons que, jusqu'à ce jour, les preuves scientifiques ont manqué pour faire naître la confiance dans une cure thermale appliquée aux maladies du cœur ; il est admis, et chacun de nous a pu voir des lésions organiques du cœur disparaître et se guérir, ce qui est une exception, dont nous ne pourrions pas donner les raisons, il est admis, disons-nous, et l'expérience le prouve tous les jours, que l'immense majorité des malades est condamnée à la mort, et cela d'une manière fatale. C'est pour lutter contre cette opinion, acceptée par presque tout le corps médical français, que nous avons entrepris cette étude, en l'appuyant sur des faits bien observés, fidèlement rendus, en dehors de tout parti pris, et en ne considérant qu'un but, celui d'être utile à des malades condamnés par avance et que nous croyons pouvoir conduire jusqu'à la guérison d'une maladie qu'on croyait inguérissable.

RÉTRÉCISSEMENT AORTIQUE. — ARTHRITES CONGESTIVES AVEC PÉRIOSTITE LOCALISÉE.

M. X., 60 ans, a une constitution arthritique modèle, il a eu toutes les localisations herpétiques qu'on peut avoir, eczéma prurigineux dans les aisselles, pharyngite granuleuse avec aphonie catarrhale, arthrite avec point périostique de 45 à 50 ans, revenant par accès et durant deux ou trois ans, de 45 à 47 ans, et enfin de 50 à 60 ans, le malade, fort préoccupé de sa santé, a compté onze attaques de sciatique très douloureuse, et une névralgie du plexus crural qui offre encore aujourd'hui des points très douloureux. Il y a deux ans, 1888, arthrite scapulaire gauche qui a nécessité l'immobilisation du bras pendant cinquante jours, avec atrophie du deltoïde et raideur considérable de l'épaule.

Le Dr Casalis qui soigne le malade avait bien raison de dire qu'on voit rarement un ensemble rhumatismal aussi complet, surtout en y ajoutant l'état du cœur que nous allons étudier.

La lésion que nous allons décrire remonte à quinze ans, elle ne s'est manifestée depuis cinq ans environ que par une très grande facilité à s'enrhumer, une extrême sensibilité de la voix qui se perd facilement, et un peu d'essoufflement pendant la marche ; depuis cinq ans, congestion pulmonaire fréquente avec expectoration muqueuse abondante le matin, sans dilatation des cellules pulmonaires, mais avec des douleurs et des grattements de la gorge, avec aphonie. En ce moment, la poitrine va bien, l'expectoration est peu abondante, la voix faible, mais bien timbrée.

Du côté du cœur, nous constatons ce que le Dr Cazalis nous a signalé, péricarde sain, hypertrophie du cœur évidente, bruit systolique au premier temps,

souffle plein, dur, râpeux, à timbre élevé, avec
maximum à la base, sans prolongement sous la
clavicule droite ; le foie, les reins, les urines n'offrent
rien d'anormal, si ce n'est leur quantité, qui est à
peine de 800 gr. par vingt-quatre heures. Le genou
droit est le siège d'une arthrite congestive, avec un
point très douloureux sur le condyle du fémur, la
partie interne de la tête tibiale et son plateau sont
très douloureux, d'où la difficulté de la marche ;
l'appétit est bon, mais la diarrhée survient au
moindre écart dans le régime alimentaire.

En résumé, arthrite de l'épaule gauche, du genou
droit, entérite diarrhéique et rétrécissement de
l'orifice aortique sans insuffisance évidente.

Le traitement institué du 2 août au 3 septembre a
été très bien supporté, une douche donnée exclusivement sur le trajet de la sciatique, à la température
de 44 degrés, a déterminé des palpitations pendant
la nuit : on cesse la douche localisée pendant deux
jours, et la cure se continue jusqu'au 3 septembre
sans aucun accident. Voici les résultats que nous
avons pu constater au mois de mars : très grande
amélioration de l'état général, il n'y a plus de palpitations, même en montant, la respiration est libre,
sans aucune oppression ; pouls régulier, 84, sans
dureté, le bruit de souffle qui existe encore est
beaucoup moins long, moins rude, beaucoup plus
limité derrière le sternum ; bon appétit, bon sm-

meil, le malade marche bien, il peut faire 6 kilom. à pied par une grande chaleur ; urine limpide à 1.700 gr., moyenne du temps consacré à la cure.

Le genou droit va très bien, les mouvements de l'épaule sont beaucoup plus libres. l'intestin depuis six mois n'a pas eu de diarrhée. le malade n'a pas accusé pendant un seul jour des élancements sur le trajet des sciatiques ou du plexus crural, les forces sont bien meilleures.

Nous avons conseillé de suivre la prescription faite par le médecin du malade, la marche à pied autant que possible, reprendre l'iodure de potassium à haute dose.

ENDOCARDITE AORTIQUE

Mme X., mère rhumatisante, père asthmatique, a 50 ans, première attaque de rhumatisme articulaire qui atteint toutes les jointures, dure un mois sans fièvre intense : dans l'espace de vingt ans, la malade a eu sept atteintes articulaires, toujours à forme sub-aiguë, une phlegmasia alba dolens, après la naissance de son fils qui a 21 ans.

En 1884, péricardite grave qui a duré trois mois, est soignée par le Dr Hardy qui ordonne le régime lacté, de la digitale, et fait appliquer, sur la région précordiale, six vésicatoires dans l'espace de six semaines ; retour à la santé après six mois de convalescence.

En janvier 1889, dernière attaque rhumatismale localisée au pied droit et aux tendons extenseurs de la main gauche, attaque presque apyrétique qui dure quinze jours.

En mai 1880, phlébite sur la saphène interne qui nécessite trois mois de repos au lit.

Au mois de juillet 1890, la santé générale étant bonne et en dehors de toute localisation de la diathèse arthritique, Mme X. est prise, pendant la nuit, d'une très grande gêne de la respiration avec douleurs vives en haut et en dedans du sternum, à gauche, douleur fixe et limitée qui augmente sous la pression du doigt. L'auscultation fait constater, dès le lendemain de l'attaque dyspnéique, la présence d'un bruit de souffle, large, dur, plein, bruit systolique au premier temps, couvrant le petit silence, dont le maximum est à la base du cœur, avec prolongement manifeste jusque sous la clavicule droite.

Notre cliente, jusqu'à ce jour, n'avait rien au cœur; la lésion péricardique seule, très atténuée, donnait une matité un peu au dessus de la normale, avec léger piaulement, mais sans aucun bruit pathologique du cœur, malgré les nombreuses attaques de rhumatisme; aujourd'hui le doute n'est plus permis, il existe une endocardite aiguë, d'emblée, sur l'orifice aortique : pouls petit, dur, à 112, dyspnée très intense par moments, température 39,

urines rares avec précipité albumineux notable, un
vésicatoire *loco dolenti* et 4 gr. d'antipyrine par
vingt-quatre heures, ont raison de l'accès de suffocation, et le pouls, encore intermittent et irrégulier,
tombe à 88, avec une température de 37,7. Après
un mois de convalescence, la malade vient à Bourbon au mois d'août 1890. Voici quel est son état :
il n'y a en ce moment aucune localisation articulaire,
la santé générale est assez bonne, mais la respiration est courte, la marche est très pénible, et en
parlant, la malade est obligée de couper ses phrases ;
palpitations fréquentes, douleurs au niveau des
reins, l'analyse des urines donne les résultats
suivants : acide urique 1.25, urée 14, albumine
1 gr. 20, quantité par vingt-quatre heures 760.
Le cœur a subi une hypertrophie notable du ventricule gauche, la pointe bat à 14 centimètres de la
ligne sternale, avec impulsion faible, léger frottement
péricardite ; bruit de souffle large, rude, très plein
à la base du cœur et au premier temps avec prolongement à droite vers la clavicule ; pouls petit, dur, irrégulier et très intermittent, pas de sclérose artérielle ;
le foie est augmenté de volume, congestion rénale
manifeste, léger œdème au niveau des malléoles.

L'endocardite que nous avons vue naître s'est
organisée depuis trois mois, le ventricule gauche
s'est hypertrophié pour lutter contre le rétrécissement de l'orifice aortique dont les diamètres

doivent être très diminués, si l'on s'en tient à la dureté et à la rudesse du bruit pathologique qui existe ; pour obtenir la régression d'une lésion qui s'est si facilement développée, nous aurons, en faveur de la guérison, son peu d'ancienneté et une résorption plus facile des tissus de nouvelle formation. La malade a une très grande appréhension du traitement, et surtout elle a très peur des bains, le Dr Hardy lui ayant recommandé de ne jamais en prendre.

Premier bain à 33 degrés, quinze minutes, trois verres d'eau de la *Reine* ; la malade entre trop vite dans la baignoire, et comme conséquence de la peur ou du contact trop rapide de l'eau, elle éprouve quelques palpitations avec un peu d'oppression pendant les cinq premières minutes ; à partir de ce jour, la cure est très bien supportée et se termine le 17 septembre.

Après le douzième bain, Mme X., qui pouvait à peine marcher, a pu aller jusqu'à la Loire (4 kilom.) sans essoufflement, sans palpitations, et par une forte chaleur des premiers jours de septembre ; la respiration est libre, même en montant ; le pouls est un peu plus plein, sans intermittence, ni irrégularité, et le bruit de souffle très limité à la base du cœur, a perdu toute rudesse ; les urines sont limpides à 1.500 gr., sans albumine, urée 18, acide urique normal ; jusqu'au mois de janvier 1891,

Mme X. s'est très bien portée, elle respire très bien, et à ce moment l'auscultation la plus attentive ne perçoit plus aucun bruit pathologique à la base du cœur ; notre collègue et ami, le Dr Raffinesque, qui a vu la malade avant la saison à Bourbon-Lancy, croit comme nous à une guérison.

Cette observation prouve une fois de plus combien il est important de ne pas attendre trop longtemps après la localisation cardiaque produite par le rhumatisme, pour prescrire une cure thermale aux malades ; ce fait clinique démontre jusqu'à l'évidence, que la rapidité de la résorption des produits nouveaux est d'autant plus grande, que la lésion orificielle est plus récente.

CONCLUSIONS

Les observations que nous venons de donner ont été exactement prises sur les malades, elles ne sont pas assez nombreuses, nous le confessons, mais telles qu'elles sont, il nous sera permis d'en tirer les conclusions suivantes :

Les lésions orificielles du cœur, suites de rhumatisme articulaire aigu, peuvent être soumises à une cure thermale à Bourbon-Lancy.

Ce traitement thermal, variable suivant les cas, peut être institué sans faire courir aucun danger aux malades.

Les maladies du cœur, en présence de ce mode de traitement, se comportent comme toutes les autres lésions de la diathèse arthritique, les unes sont très améliorées, les autres se guérissent, les plus anciennes, dont l'organisation est trop avancée, sont rebelles à toute action thermale.

La rétrocession des lésions de l'endocardite sera dans tous les cas d'autant plus facile à obtenir, que la localisation sera plus récente; d'où la nécessité absolue, au point de vue du résultat clinique, de prescrire ce traitement thermal le plus près possible du jour où la lésion cardiaque a commencé.

En présence de la gravité des maladies du cœur causées par le rhumatisme, vu l'insuffisance notoire des moyens d'action que possède la science, incapable jusqu'à ce jour de s'opposer aux progrès de ces lésions qui menacent la vie du malade dans un temps plus ou moins long, mais dont la terminaison funeste est presque certaine, il est du devoir d'un médecin consciencieux d'accepter, d'accréditer et de prescrire cette médication thermale, dont nous venons de fixer les résultats pratiques, contrôlés et transcrits avec toute la droiture et la sincérité d'un médecin qui n'a jamais eu qu'un but dans sa pratique déjà longue : être utile à ceux qui sont malades.

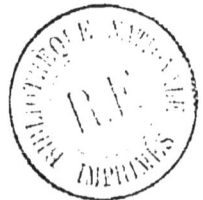

TABLE DES MATIÈRES

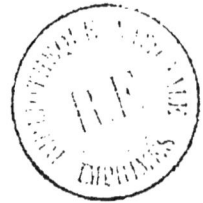

MACON, PROTAT FRÈRES, IMPRIMEURS.

www.ingramcontent.com/pod-product-compliance
Lightning Source LLC
Chambersburg PA
CBHW060355200326
41518CB00009B/1156